DU

FORCEPS ASSEMBLÉ.

DU
FORCEPS ASSEMBLÉ

OU

NOUVEAUX PRINCIPES

DE CONSTRUCTION ET D'APPLICATION DU FORCEPS

RÉUNIS AUX PRINCIPES EN VIGUEUR.

(Avec 55 observations cliniques et 55 figures intercalées dans le texte.)

Par le Dr CAMILLE BERNARD,

Médecin l'Hôtel-Dieu d'Apt et des épidémies; Lauréat des Sociétés national s de médecine de Lyon et de Marseille; Chevalier de la Légi Honneur; Membre correspondant de la Société de chirurgie de Par , de la Société des sciences Médicales et naturelles de Bruxe es, des Sociétés médicales d'émulation de Paris et de la Fla re-Occidentale, etc.

SECONDE ÉDITION,

REVUE, CORRIGÉE ET AUGMENTÉE ;

PUBLIÉE PAR LES ANNALES CLINIQUES DE MONTPELLIER
DE Mr LE PROFESSEUR ALQUIÉ.

Faire du forceps un instrument d'ensemble, c'est le compléter.

M. le Professeur VELPEAU.

(*Rapport à l'Académie de médecine, sur le forceps assemblé.*)

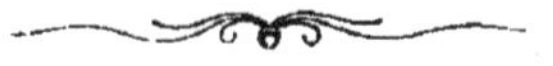

PRIX : 5 F.

MONTPELLIER,   PARIS,
SAVY, Libraire, Grand'Rue, 5.   J.-B. BAILLIÈRE, Libraire,
rue Hautefeuille, 19.

1855.

Montpellier, Imprimerie de RICARD FRÈRES,
plan d'Encivade, 3.

DU

FORCEPS ASSEMBLÉ

OU

NOUVEAUX PRINCIPES

DE CONSTRUCTION ET D'APPLICATION DU FORCEPS ,

RÉUNIS AUX PRINCIPES EN VIGUEUR.

Faire du forceps un instrument d'ensemble, c'est le compléter.
(M. le Professeur VELPEAU.)

Rapport à l'Académie de médecine sur le forceps assemblé.

PRÉFACE.

C'est au milieu de ma première application de forceps, le 3 Août 1824, que me fut inspiré le principe sur lequel est construit le forceps que je nomme *assemblé.*

L'épaule droite se présentait, et le bras paraissait au dehors. Après avoir opéré la version céphalique, en substituant à l'épaule la tête qui put être ramenée au centre du détroit supérieur, il fallut extraire le fœtus. Bien avant mon intervention, il avait cessé de vivre, et l'utérus, épuisé par de vains efforts, était tombé dans l'inertie.

Au moment où la main déployée sur la tête ne put la tenir solidement, à cause du défaut de longueur des doigts, la pensée me vint d'un instrument qui réaliserait dans de plus grandes proportions le type de la main, de même que le forceps en usage les représentait toutes les deux.

Le difficile placement de la seconde branche, la peine que j'éprouvai à articuler, le peu de succès de l'aide à maintenir la branche déjà introduite, vinrent ensuite me faire sentir les avantages qu'il y aurait· à être dispensé d'une introduction successive, du concours d'un aide et d'un mode de jonction qui ne manquait pas d'embarras.

Ma première opération en obstétrique eut de bons résultats pour la femme.

Pendant douze ans, je me servis du forceps ordinaire dans toutes les positions de la tête qui le réclament. Ma pratique obstétricale qui, à cette époque, se bornait aux accouchements que la nature ne pouvait accomplir sous les yeux de la sage-femme, ne fut pas moins heureuse que celle de la plupart des accoucheurs ; cependant je rencontrais souvent de graves difficultés qui me faisaient revenir à l'esprit un forceps agissant comme une seule main introduite dans le vagin et dans l'utérus.

Alors je m'attachais à analyser la pratique des maîtres, et de plus en plus il m'était démontré que, pour les plus habiles aussi, souvent le forceps était, au détroit supérieur, par suite de la séparation des branches, d'une application longue, difficile et parfois impossible. Cependant j'ajournais d'exécuter le type que j'avais à l'esprit.

A la fin, c'était en 1835, je venais de terminer, heureusement pour la mère, un accouchement des plus laborieux.

A l'aide du forceps de Lyon, connu sous le nom de

Thenance, j'étais parvenu à saisir au-dessus du détroit supérieur la tête, qui n'avait pu, à cause de la présence d'une tumeur fibreuse du bassin, ni s'engager spontanément, ni céder aux applications répétées de la part de deux confrères qui m'avaient précédé.

Rendu à moi-même, plus que jamais je me pris à regretter de n'avoir pas eu le moyen de saisir d'emblée la tête....... C'est là où finirent mes atermoiements avec le moteur secret qui, depuis si long-temps, me pressait de réaliser la pensée de l'introduction simultanée des deux branches. Un modeste forgeron me prêta ses bras, et, le 25 Juillet 1836, je faisais la première application du forceps assemblé. La même année, mon invention, habilement exécutée par M. Charrière, fut présentée à l'Académie de médecine de Paris, et encouragée par elle, à la suite du rapport d'une Commission composée de MM. les Professeurs Moreau, P. Dubois et Velpeau.

Depuis 1836, j'ai continué mes applications, attendant que le temps me déroulât tous les cas divers où le forceps est indiqué. Aujourd'hui, après *cinquante-trois applications*, l'expérience m'a conduit à cette opinion, que je dois, en toute vérité, formuler en tête de mon travail :

1o Le principe de la jonction mis à côté du principe de la séparation des branches également réalisé sur mon forceps, offre d'incontestables avantages dans bien des cas.

2o Ces avantages sont d'autant plus marqués que la tête est plus élevée ; mais ils doivent être assurés par une habitude théorique plus grande encore que dans l'emploi des branches séparées.

En d'autres termes, pour qu'il donne tout ce qu'il promet, le forceps assemblé devra être appliqué par des mains encore plus circonspectes, et encore mieux théoriquement exercées.

Encore plus circonspectes, car l'application d'ensemble repose sur certaines règles qui peuvent faire modifier les mouvements des cuillers, et l'on doit calculer la force qui fait opérer leur évolution.

Encore mieux théoriquement exercées, attendu que l'accoucheur remplit tout à la fois le rôle d'opérateur et celui d'aide, et que la manœuvre complexe appelle son attention au dedans et au dehors.

Ainsi, quoique, dans la partie matérielle, je sois arrivé à une grande simplicité, et que, dans la dogmatique, tout soit réduit à un petit nombre de préceptes, ces deux parties n'exigent pas moins, la première une étude du mécanisme complète, la seconde le souvenir exact des règles.

Que cette déclaration toutefois ne soit pas prise pour l'aveu de dangers nécessairement attachés au principe de la jonction, alors qu'elle n'émane que du désir d'assurer mieux le succès par une sage défiance, et de couvrir ma responsabilité.

Oui, le succès des applications faites à l'avenir par mes confrères, voilà ce qui me préoccupe aujourd'hui, et non point la fortune réservée à mon invention au moment de son entrée dans le domaine public. Et pourquoi du souci à cet endroit? Quel que soit le jugement porté d'abord sur un moyen nouveau, si le moyen est bon, tôt ou tard l'adoption est forcée. Si le moyen manque le but, un instant peut-être, par surprise, il pourra s'introduire dans le giron scientifique; mais ni les plus illustres patrons, ni les plus éclatants prôneurs, ne lui maintiendront le droit de domicile. D'avance il est proscrit.

C'est donc à l'expérience générale à prononcer en dernier ressort, et c'est à elle que j'en appelle, espérant peu du présent, beaucoup plus de l'avenir.

Soutenu par les encouragements qu'a donnés au principe nouveau le premier corps médical de France, j'ai demandé à des faits nombreux de m'éclairer sur la valeur de la jonction; et non-seulement aucun de ces faits n'a démenti les prévisions théoriques, mais, d'une part, j'ai pu terminer des accouchements qui avaient résisté au forceps en usage, et, de l'autre, l'état assemblé a pu être conservé dans des cas où la théorie m'avait paru l'exclure. Pour moi, jusqu'ici la jonction a été la règle.

Je suis donc personnellement affranchi des craintes qu'inspire toujours la marche dans les voies inexplorées. Que n'ai-je la certitude désormais qu'il ne sera fait de l'état assemblé qu'un emploi rationnel, c'est-à-dire opportun et méthodique !...... Mais pourquoi ces appréhensions? L'intelligence et la conscience de mes confrères ne le cèdent à aucunes en lumières, en scrupules. Les mains même des plus expérimentés se seront préalablement affermies dans la manœuvre sur l'effigie, et on saura discerner les contre-indications. J'aime à penser que, dans toutes les Écoles, l'habileté devient de plus en plus, sous des maîtres habiles, l'apanage des jeunes initiés; et puis, faut-il aussi compter un peu sur l'accomplissement, de la part de tous, de cet antique précepte :
« que, au moment de l'action médicale, tout ce qui touche
» à l'humanité soit mis, par nous ses ministres, sous les
» auspices de l'auteur de l'humanité. »

PREMIÈRE PARTIE.

HISTORIQUE.

UN MOT SUR L'HISTOIRE DU FORCEPS.

Au commencement du XVIII° siècle, aux préceptes utiles fondés par Mauriceau, Dionis, Lamotte, de Deventer ; à la théorie lumineuse donnée par eux sur l'art des accouchements, il manquait une chose bien importante : le moyen d'extraire le fœtus par la tête, sans l'endommager. C'était un vœu que plus d'un accoucheur avait exprimé, lorsque, en 1722, Palfyn, médecin à Gand, vint présenter, à l'Académie des sciences de Paris, un instrument qui paraissait devoir remplir les vues des praticiens.

A l'annonce de l'instrument de Palfyn, Lamotte regardant comme une fiction un pareil secours que toute la science humaine n'avait pu trouver encore, disait dans ses doutes mêlés de saintes espérances : « Si la chose est » vraie autant qu'elle est fausse, et que cet homme meure » sans rendre son instrument public, il mérite qu'un ver » rongeur lui dévore les entrailles pendant l'éternité; mais » si la chose est véritable, le grand bien que produira ce » instrument fera à jamais combler son auteur de béné- » dictions. »

Palfyn ne voulut point faire connaître publiquement son invention avant que l'Académie des sciences en eût jugé la valeur et l'eût préconisée. Les hommes de l'art qui faisaient partie de ce corps savant n'estimèrent pas que l'on pût tirer grand parti de cette découverte.

Cette vicieuse appréciation arrêta l'essor qu'aurait dû

prendre l'instrument de Palfyn. Ce ne fut que dix ans après sa publication que l'on commença à en faire usage sous le nom de *mains de Palfyn*, alors que les Anglais ayant pénétré le secret des Chamberlen, on crut en France reconnaître de l'analogie entre les deux instruments. Mais quelle était donc la propriété secrète des Chamberlen?

Les ouvrages anglais de la fin du XVIIe siècle portent que l'accoucheur Chamberlen possédait un moyen propre à retirer le fœtus vivant, en le saisissant par la tête. On savait aussi qu'un médecin de ce nom était venu en France, en 1690, pour vendre le secret d'un instrument destiné à cet usage. Cet instrument fut appliqué dans un cas de rétrécissement du bassin, mais l'insuccès fut cause que Mauriceau le déprécia.

La forme en resta ignorée. Aussi, malgré la description qu'en donna Bulter en 1733, malgré le rapport de Chapman qui prétend avoir connu ce moyen, lequel, dit-il, ne consistait qu'en une pince propre à saisir la tête, il est réellement impossible d'affirmer que les Chamberlen se servissent d'un forceps plutôt que d'un levier.

Une présomption en faveur du forceps, c'est que, en 1690, Chamberlen vendit le secret de son instrument à Ruysch et à Roger Roonhuysen. Or, nous lisons les lignes suivantes dans la *Chirurgie* de Heister, à l'explication de la quarantième planche, laquelle représente un forceps non croisé, sans jonction centrale et sans crochets, mais tenant par l'extrémité des branches à l'aide d'une goupille.

« Cette planche, dit Heister, est empruntée à M. Jean-Daniel Schlitchting, célèbre médecin d'Amsterdam, auteur d'un ouvrage intitulé : *Embryulcia nova directa*, publié en 1747. Il donne, dans cet ouvrage, la description d'un instrument au moyen duquel on assure que

Roonhuysen, célèbre chirurgien-accoucheur de la même ville, a autrefois délivré heureusement un grand nombre de femmes dans les accouchements laborieux. C'est M. Schlitchting qui, le premier, a fait part au public de cet instrument dont, jusqu'à lui, on avait fait un secret. »

Par contre, sur la foi de Schlitchting et de Heister, on croyait généralement que l'instrument de Roonhuysen était le forceps, lorsque, vers 1753, Jacques de Vischer et Hugo-Van de Poll révélèrent le secret qu'ils tenaient de Jean de Bruin, élève de Roonhuysen. Apparut alors le levier et non le forceps.

L'invention du forceps, de la part des Chamberlen, acquerrait une probabilité de plus si l'on admettait comme réelle la découverte, faite dans une armoire secrète d'une maison ayant appartenu aux Chamberlen, des forceps et des leviers dont ces accoucheurs se servaient. Les médecins anglais appuient ce fait de pièces de correspondance trouvées avec les figures de ces derniers instruments.

Au milieu de ces témoignages opposés que la science historique ne peut accepter qu'à titre de probabilités, une seule chose est avérée : c'est le secret gardé par les Chamberlen. L'accoucheur de ce nom, qui a traduit en anglais l'ouvrage de Mauriceau, affirme que son père, ses frères et lui-même étaient en possession d'un moyen plus avantageux que les crochets et le tire-tête pour extraire le fœtus. Ce moyen, il en attribue l'invention à Hugues Chamberlen, son oncle ; mais que ce soit réellement le forceps, rien de parfaitement authentique ne le prouve, et c'est peut-être afin que la postérité ne puisse, sans hésitation, honorer du titre d'inventeur celui qui, pour en trafiquer, a tenu secrète une chose si éminemment utile à l'humanité.

L'instrument de Palfyn, composé de deux cuillers montées sur des manches, est le vrai type des forceps; c'est le seul qui ait reçu la sanction de l'histoire. Il réalise deux mains saisissant la tête en sens opposé et l'amenant au dehors.

On crut rendre le forceps complet en réunissant ces deux mains sous forme de pince, telle que l'arsenal chirurgical en renfermait depuis Paul d'Égine. Ce complément, que nous ne pouvons appeler ni réel ni heureux, ne fut pas long-temps à paraître. En 1743, Mesnard, de Rouen, donna dans son ouvrage (*le Guide des accoucheurs*) le premier instrument qui, par sa forme, se rapproche du forceps actuel. C'est une espèce de tenette terminée en double cuiller.

Le forceps de Mesnard devait, peu d'années après, se transformer en forceps de Levret et de Smellie. En 1747, Levret fit connaître (*Accouchements laborieux*) l'importante modification qu'il avait apportée au forceps en le courbant sur les bords.

La rectitude du forceps le dirigeant vers l'angle sacro-vertébral, lorsqu'on croyait tenir la tête dans l'un de ses diamètres, on ne tenait qu'une portion de sa circonférence près du col; souvent elle échappait, quelquefois il était impossible de la tirer, ou bien on lésait le périnée dans le refoulement forcé qu'on était obligé de faire subir à celui-ci.

Levret annonça qu'à l'aide de la nouvelle courbure on pouvait saisir la tête au centre du bassin.

En effet, la courbure du forceps dans le sens de celle du canal que la tête doit parcourir constitue le seul perfectionnement majeur apporté au forceps depuis son invention. Aussi le forceps de Levret, tel que l'auteur l'a

1*

modifié en raccourcissant les cuillers et en réduisant à 68 millimètres (2 1/2 pouces) la nouvelle courbure sur les bords , a-t-il servi de modèle à tous les forceps connus.

Le forceps de Smellie ne diffère de celui de Levret que par un peu moins de longueur , par une courbure moins forte sur les bords , et par l'avancement du bord inférieur de la cuiller au-dessous de la ligne horizontale.

Je ne passerai point en revue la longue série des modifications apportées au forceps de Levret et à celui de Smellie. Le plus ou moins de longueur et de largeur des diverses parties de l'instrument, les modes variés de jonction, les degrés différents de courbure, la surcharge de certains accessoires dans la vue de le rendre plus élégant ou plus commode, toutes ces tortures que l'acier a subies n'ont rien changé de fondamental. *Ce sont toujours deux branches terminées en cuiller d'un côté, en crochet de l'autre ; séparables et ne pouvant être introduites que successivement.* Depuis la jonction à mortaise échancrée , proposée par Sieboldt, jusques à celle à axe brisé et à clavette à bascule, inventée par Bourdeaux de Montpellier ; depuis le forceps non croisé de Thenance de Lyon, jusques à celui de M. Tersitani, de Naples, avec lequel on évite le décroisement des branches par le prolongement du pivot au-dessous de l'entablement, on n'est pas sorti du principe de la disjonction des branches et de leur introduction successive. Malgré la tentative de Burton, dont le forceps n'a pu recevoir d'application, le forceps est toujours une pince en deux pièces. A travers quelques perfectionnements de fabrication, l'anarchie la plus complète s'est introduite dans la science à l'endroit des dimensions du forceps. A voir l'extrême latitude qu'ont prise les accoucheurs, quant à la largeur, à la longueur et à la courbure des cuillers, on dirait que le pur caprice est la règle de la confection de cet instrument.

Je n'ai point en vue les forceps de Smellie et de Starcke, qui, de la jonction à l'extrémité des cuillers, n'ont que de 108 à 128 millimètres (de 4 à 4 3/4 pouces). Ces forceps ne sont destinés qu'à agir au détroit inférieur; mais entre le forceps de Pugh, qui a 178 millimètres (6 1/2 pouces), et celui de Flamant, qui en a 243 (9 pouces), de l'un à l'autre de ces points, il n'est aucune longueur intermédiaire à laquelle il n'ait plu à quelqu'un de se fixer.

Dans la largeur des cuillers, on a le choix depuis 27 jusques à 68 millimètres (1 à 2 1/2 pouces).

Enfin la courbure sur les bords ne paraît pas moins facultative. On peut opter entre la courbure de 27 millimètres (1 pouce) du forceps de Pugh et même celle de 14 millimètres (6 lignes) du forceps de Sleurs, et la courbure de 149 millim. (5 1/2 pouces) de celui de Johnson.

SECONDE PARTIE.

CRITIQUE.

VICES DE CONSTRUCTION DU FORCEPS.

Un des vices du forceps le plus en usage en France, tient à ce que, sans égard pour le diamètre de la tête, à mesure qu'on a allongé les cuillers, on a conservé leur plus grand écartement au centre de la longueur; il résulte de là que les petits forceps dont les cuillers ont de 150 à 170 millimètres (6 à 7 pouces), offrent le plus grand écartement au centre de leur courbure, c'est-à-dire à 70 ou 80 millimètres (2 ou 3 pouces) de leur extrémité, ce qui répond assez bien à la forme de la tête; tandis que les grands forceps ayant 243 millimètres (8 pouces 1/2) de cuiller, le maximum d'écartement répond à 110 millimètres (4 pouces) à partir de l'extrémité des cuillers.

Or, le centre du diamètre occipito-mentonnier, qui est de 137 millimètres (5 pouces), répondant au milieu des cuillers et venant s'y loger forcément, il s'ensuit que les cuillers dépassent le menton de 27 à 40 millimètres (1 à 1 1/2 pouce).

FIG. 1.   FIG. 2.

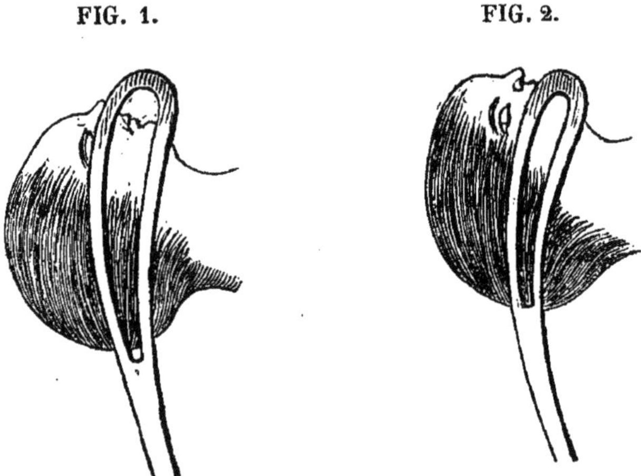

Si la tête, au lieu d'être saisie selon le diamètre occipito-mentonnier, vient à l'être dans le sens du diamètre sphéno-bregmatique, les cuillers vont porter sur le col du fœtus, et peuvent le blesser dans les efforts que l'opérateur est exposé à faire pour articuler les deux branches.

Si, pour éviter de pincer le col, on fait pénétrer les cuillers moins profondément, alors, leurs extrémités étant très-écartées et les surfaces saisies peu renflées, la moindre traction suffit pour que le forceps lâche prise.

Pour bien juger de cela, on n'a qu'à faire exécuter aux cuillers un mouvement de quart de rotation, le point central qui répond au sommet ne changeant pas de place. La différence entre ces deux forceps de longueurs diverses, c'est que l'un ne peut franchir le col (Fig. 1), et que l'autre le franchit, sans déprimer les téguments (Fig. 2).

Et qu'on ne croie pas que ce mouvement de rotation il ne soit jamais nécessaire de l'opérer. Dans les positions obliques supra-pelviennes, il est impossible d'appliquer le forceps de façon qu'il réponde au diamètre occipito-mentonnier. L'application ne peut avoir lieu que du bregma au menton (Fig. 3 BA). Si on l'applique du bregma au cervix BB, — ce qui, malgré les préceptes, arrive quelquefois quand on ne peut pas faire remonter la face qui tend à se présenter, — au moment où l'on veut ramener le forceps dans la direction du diamètre occipito-mentonnier, le col barre le passage CA.

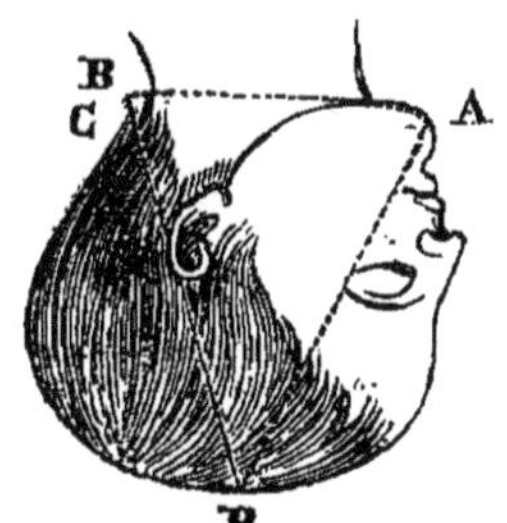

FIG. 3.

Autre inconvénient : à mesure que, dans cette prise vicieuse, vous faites des tractions, la tête se fléchit, l'occiput descend, la face remonte, et la tête échappe horizontalement; vous n'amenez que du vide. Ou bien, le forceps n'agissant que sur le tubercule occipital, il ne peut faire décrire à la tête son mouvement de rotation.

Il est plus d'une rupture du périnée, plus d'une fistule vagino-rectale, qui ne reconnaissent pour cause que l'action d'un trop long forceps : action qui s'est exercée au moment où l'on a fait décrire aux crochets un arc de cercle venant aboutir à l'abdomen de la femme.

Parlerai-je de l'*exagération de la courbure sur les bords ?* Il est évident que le sommet se présentant à la place de l'occiput dans les positions directes, on court le risque de saisir le cou de l'enfant; et que, dans les applications obliques, — toujours pour les présentations du sommet — l'extrémité des cuillers va correspondre au cervix. Cet inconvénient n'est pas le seul.

« Malgré les plus grands soins, dit Mme Lachapelle, » une tête mal dirigée s'accommode mal à la courbure » du forceps. Un des bords pourra faire saillie, et sillon-» nera l'orifice utéro-vaginal, pour peu qu'il soit tendu et » contracté.» Ce danger sera d'autant plus à redouter *que la courbure sera plus prononcée.* Je connais une application de forceps, opérée par un confrère de Paris, dans laquelle la courbure exagérée qu'il avait fait donner à son forceps fut cause que celui-ci resta accroché à la marge du pubis. M. Capuron fut appelé pour opérer une double délivrance.

Quelle est la règle qui doit déterminer l'étendue de la courbure du forceps? Cette règle, la voici :

A mesure que le forceps est extrait après avoir saisi la tête, le centre des cuillers doit suivre dans tous les points la courbure du bassin.

Pour déterminer cette courbure du bassin, tirez une ligne du centre du détroit inférieur au centre du détroit supérieur.

La ligne qui représente l'axe du détroit inférieur allant aboutir à l'angle sacro-vertébral, selon le plus grand nombre des anatomistes, et, selon Horner (1), à la partie

____

(1) *Anat. générale et spéciale*, t. Ier p. 105.

inférieure du premier os du sacrum , pour que cette ligne
arrive au centre du détroit supérieur , elle doit dévier
d'arrière en avant de 54 millimètres (2 pouces), puisque
le diamètre sacro-pubien a 108 mill. (4 pouces).

La courbure du bassin étant donc de 54 millimètres
(2 pouces) et sa hauteur de 135 millimètres (5 pouces),
la courbure du forceps devrait être de 54 millimètres
aussi , dans une étendue de 135 millimètres. Mais le
forceps devant s'élever de 68 millimètres (2 pouces 1/2)
au-dessus du détroit supérieur , il convient de prolonger
la courbure de l'instrument. Il faut la continuer dans le
sens de l'axe de l'utérus , lequel coïncide avec l'axe du
détroit supérieur.

En observant les proportions des deux cinquièmes, on
doit donner à cette courbure 11 millimètres par 27 millimètres, ce qui produit une courbure totale de 82 millimètres (3 pouces). Levret, dont le forceps modifié avait
198 millimètres (7 pouces 4 lignes) de longueur à partir
du centre, avait donné à cette courbure 63 millimètres
(2 pouces 4 lignes).

Le grand forceps dont on se sert en France ayant 94
millimètres (3 pouces 6 lignes) de courbure, 54 millimètres (2 pouces) de largeur aux cuillers, et 229 millimètres (8 pouces 6 lignes) de la clef à l'extrémité des
cuillers, il arrive parfois que, dans un cas de rétrécissement du détroit supérieur (lequel entraîne le redressement de l'obliquité du bassin), pour faire suivre à la
courbure du forceps l'axe du détroit inférieur, on est
obligé d'élever les manches beaucoup plus tôt et à un
degré plus considérable que si le forceps avait moins de
courbure. Le centre de la face externe convexe des cuillers
vient alors répondre à un endroit élevé de l'arcade du

pubis, d'où on l'extrait avec beaucoup de difficulté. Cette difficulté est d'autant plus grande que les cuillers sont plus larges ; car là l'espace compris entre l'épine sciatique et le rebord interne de la branche ascendante du pubis étant de 48 millimètres (20 lignes), plus la cuiller sera étroite, mieux elle s'accommodera à la concavité de la face interne de l'ischion.

Je signale donc comme vicieuse la largeur des cuillers au-dessus de 46 à 48 millimètres (18 à 20 lignes). A moins que le détroit supérieur n'ait une ampleur remarquable, placez les cuillers des forceps qui ont 54 millimètres (24 lignes), et voyez l'espace qui reste. Mesurez surtout cet espace dans les bassins à dimensions au-dessous du terme moyen, et voyez si une tête volumineuse peut le franchir. Dans plus d'un cas, l'obstacle m'a paru résider dans la seule largeur des cuillers.

Tels sont les inconvénients des forceps construits dans des proportions exagérées qui s'écartent par trop de celles qu'a données Levret.

Voyons ce que le forceps établi sur les meilleures règles laisse encore à désirer. Nous serons forcé de reconnaître que le dernier perfectionnement n'a pas couronné cet instrument.

TROISIÈME PARTIE.

DOGMATIQUE.

—

Section Première.

DESCRIPTION.

—

CHAPITRE PREMIER.

PRINCIPE EN VIGUEUR : DISJONCTION DES BRANCHES.

Tel que nous l'a donné le perfectionnement de Levret, le forceps, une fois bien appliqué, remplit, dans la grande majorité des cas, l'intention de l'accoucheur. Mais cette application, ordinairement sans danger pour la mère et pour le fœtus, facile pour le médecin, rencontre parfois tant de difficultés, que les praticiens la déclarent impossible, et conseillent de recourir à la version, si toutefois la version peut être opérée.

Une grande partie de ces embarras m'a paru tenir à l'application successive des deux branches; opération compliquée dont la réalisation séparée a lieu au détriment du second temps. Ainsi la première branche, placée avec plus ou moins de peine, gêne l'entrée de la seconde. En croisant la vulve à angle aigu, en nécessitant le remplacement d'une main par l'autre, en obligeant d'employer le concours d'un aide chargé de la tenir, cette première branche forcément déplacée, devient souvent la cause de l'anéantissement des résultats déjà obtenus.

Je n'aurais pas fait du perfectionnement du forceps le

sujet de mes travaux, si quelques minutes suffisaient toujours à son application, comme dans ces cas faciles où la plus simple introduction des deux branches, dirigées parfois par la même main, est suivie aussitôt de la sortie de la tête. Mais tous les praticiens ont à convenir que tantôt ce n'est qu'au bout d'une *demi-heure, d'une heure,* qu'ils sont parvenus à obtenir une bonne application de la seconde branche; que tantôt leurs longues, leurs pénibles manœuvres sont demeurées sans succès; ils applaudiront donc aux efforts que j'ai faits pour arriver à opérer avec plus de promptitude dans les cas faciles, avec plus de facilité dans ceux qui offrent de l'embarras, et peut-être à rendre l'application possible, alors que l'élévation et la mobilité de la tête au-dessus du détroit supérieur vicié, font renoncer à l'emploi du forceps ordinaire.

C'est en 1836, ai-je dit dans la préface, que j'ai réalisé le principe de la jonction, après avoir porté sur le forceps le jugement suivant :

1o La disjonction des branches du forceps lui enlève toute simplicité, toute plénitude, à cause de l'emploi alternatif des deux mains, de la double introduction et du secours indispensable d'un aide.

2o La facilité avec laquelle le forceps lâche prise si on ne comprime pas suffisamment, et les inconvénients qu'il peut avoir pour le cerveau du fœtus si on comprime en proportion du degré de force que l'on déploie pour extraire, rendent trop souvent l'action de cet instrument ou inefficace ou redoutable.

3o Les difficultés attachées au placement de la seconde branche au-dessus du détroit supérieur, malheureusement, dans bien des cas, forcent à recourir à la version, malgré les périls de cette opération pour la mère et pour le fœtus.

CHAPITRE II.

NOUVEAU PRINCIPE : JONCTION DES BRANCHES.

ARTICLE 1er. — *Question proposée.*

D'après les considérations qui précèdent, je me suis proposé la question que voici :

1o Sans le secours d'un aide et sur la même main, introduire conjointement les deux branches du forceps ; puis en faire l'application aussi bien au-dessus du détroit supérieur que dans l'excavation pelvienne ;

2o Régler leur application d'après les variétés des diamètres du bassin, d'après le volume de la tête ;

3o A l'aide du forceps, mesurer le diamètre selon lequel la tête a été saisie ;

4o Séparer la force de compression des cuillers sur la tête, de-la force de pression imprimée aux branches par les mains ;

5o Conserver la séparabilité des branches sans nuire à l'élégance de l'instrument : tels sont les divers membres de la question.

Je ne dirai rien des nombreuses difficultés que j'ai rencontrées dans la solution du problème. J'avais à respecter la force, les dimensions, la forme du forceps, et surtout à faire décrire à chaque cuiller une courbe variable qui s'accommodât à la sphère de la tête, sans que cette courbe trop étendue fût arrêtée dans son développement par la paroi du bassin.

Après des essais d'autant plus nombreux que je voulais arriver à l'extrême simplicité, j'ai obtenu un forceps dont les cuillers superposées n'ont ensemble qu'à peu près la ۱argeur d'une seule des forceps en usage.

Introduites simultanément , elles se déploient sous l'effort d'une seule main, en décrivant un quart de cercle dont l'étendue peut être instantanément réglée d'après le volume de la tête, d'après la capacité du bassin. Je l'ai nommé FORCEPS ASSEMBLÉ , mot qui exprime l'idée du nouveau principe, *la jonction préalable* des branches.

Art. 2. — *Description du forceps assemblé.*

A l'instar du forceps à parties séparées, le forceps assemblé représente une grande pince formée de deux branches réunies, mais séparables.

Chaque branche est divisée en mors, en articulation et en manche.

Les *mors* forment des cuillers fenêtrées courbées en dedans sur le plat et en haut sur le bord supérieur. Courbure de Levret.

La *jonction* des branches, s'opère au centre , par une charnière à genou, implantée obliquement, pivotant dans le bord inférieur ; elle est attachée d'un côté et peut sortir de l'autre, lorsque, voulant désassembler, on retire le verrou inférieur par lequel la charnière est tenue captive.

La *fermeture* a lieu au moyen du piton d'une bascule à ressort qui tient les deux branches juxtaposées par leur face interne.

Les *manches,* légèrement convexes en dehors à leur partie centrale, sont terminés par des crochets mousses qui, par leur base, convergent l'un vers l'autre, à l'aide d'une charnière ; celle-ci, en se fermant, revient à l'horizontale par l'effet de l'obliquité des trous pratiqués dans la base des crochets.

FIG. 4.FIG. 5.

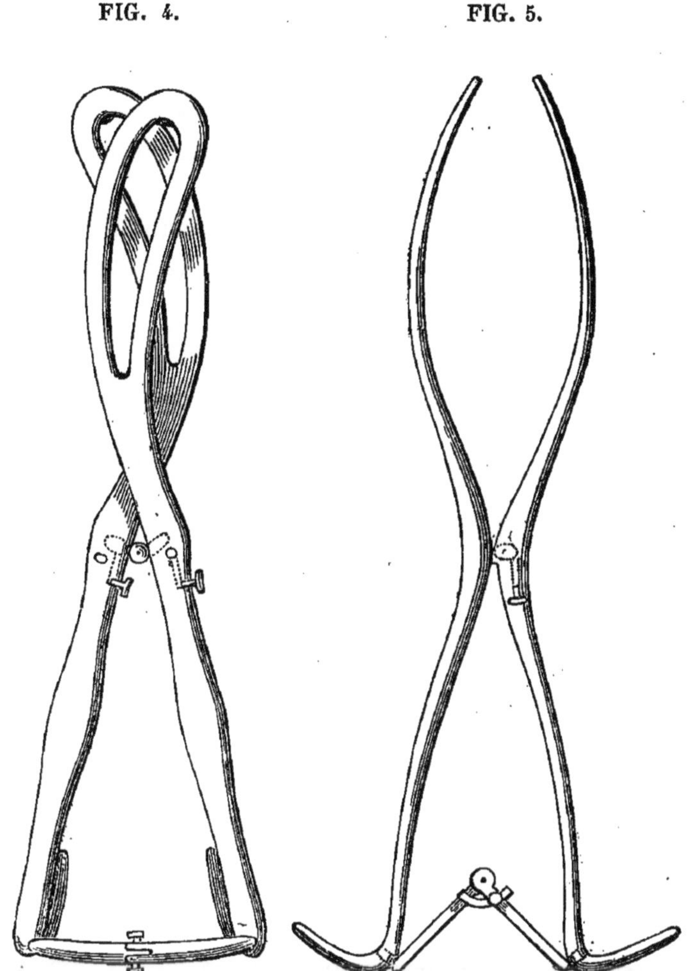

On désassemble la *partie postérieure* en lâchant les vis qui fixent les branches de la charnière sur les crochets.
On règle l'écartement des cuillers au moyen d'un écrou

mobile, lequel voyage sur une vis en arc de cercle fixée sur la charnière postérieure. Le dessus de cette vis est gradué et permet de connaître le diamètre selon lequel la tête a été saisie.

Un trou pratiqué au bord de la branche au-dessus de la fenêtre est destiné à recevoir un cordon qui, en s'entre-croisant avec celui du côté opposé, prévient l'agrandissement résultant de l'élasticité des cuillers en cas de fortes tractions.

Voici les dimensions du forceps assemblé, grand et petit modèle. Ce dernier ne peut servir que dans les cas faciles où la tête est descendue très-bas.

Dimensions du forceps assemblé.

	Grand modèle	Petit modèle.
Longeur totale	44 c	36 c.
Du centre au bout des cuillers	22 1/2	19 1/2
——————— des crochets	21 1/2	17 1/2
Longueur de la fenêtre	14 »	12 c.
Largeur de la cuiller (maximum.)	48 mill.	42 mill.
Au bout de la fenêtre	23 ».	20 ».
Au point de jonction	21 »	18 »
Entre ces deux points	17 »	15 »
Sous la fermeture	15 »	13 «
Largeur du bord	10 »	8 »
Largeur de la branche (maximum)	20 »	16 »
A son extrémité	13 »	11 »
Au corps du crochet	12 »	10 1/2 »
Épaisseur d'une branche au point de jonction	13 »	11 1/2 »
Au bas de la fenêtre	6 »	5 »
Entre ces deux points	6 1/2 »	5 1/2 »
Au bout des cuillers	3 »	2 1/2 »
Au milieu de la branche	6 »	5 »
Largeur des deux branches superposées à leur centre et au bout des cuillers.	54 »	48 »
Distance d'un trou du crochet à l'autre forceps ouvert	115 »	100 »
Forceps fermé; au centre des cuillers leur bord libre se touchant	72 »	65 «
Au même point les crochets se touchant	125 »	110 »
Courbure de Levret	80 »	65 »

§ I. — *Diverses situations du forceps assemblé pendant son application.*

A. Les cuillers sont superposées l'une à l'autre ; le forceps est *ouvert* (Fig. 6).

B. Elles ne sont plus en contact que par leur bord inférieur ; le forceps est *décroisé* (Fig. 7).

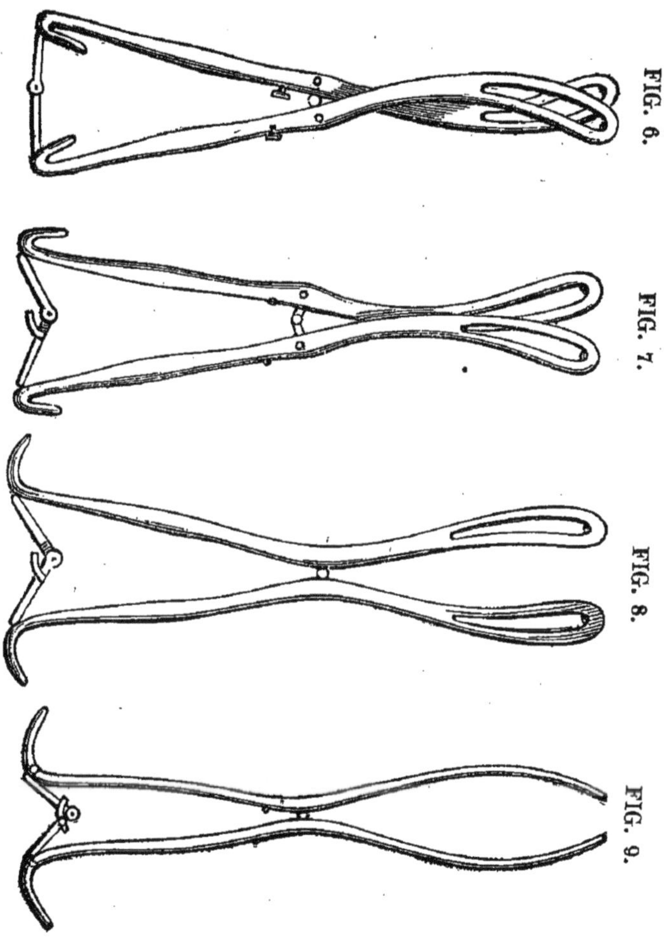

C. Leur bord supérieur est à la plus grande distance l'un de l'autre ; le forceps est *déployé* (Fig. 8).

D. Elles reposent de champ après avoir saisi la tête ; le forceps est *fermé* (Fig. 9).

§ II. — *Latitude de mouvement.*

Le forceps étant ouvert, on peut faire décrire aux cuillers une évolution plus ou moins étendue selon le volume de la tête, car leur marche se modifie à mesure que le déploiement a lieu. La graduation gravée sur l'arc de cercle de la charnière donne le diamètre de la tête.

§ III. — *Mécanisme.*

Les deux branches du forceps assemblé représentent deux leviers du premier genre arc-boutés l'un contre l'autre par leur centre, et pivotant par leur extrémité en même temps qu'ils s'abaissent. L'action rotatoire de dehors en dedans, imprimée à l'un des crochets par la main, fait fermer la charnière qui lie les deux crochets. Cette charnière entraîne la branche opposée, et elle-même, au lieu de garder la position verticale, arrive peu à peu à la ligne horizontale. Là elle se prête au mouvement de latéralité de l'instrument.

J'appelle branche *droite,* celle qui s'applique à droite du bassin, et que la main droite présente à la vulve.

Art. II. — *Coup d'œil sur les dimensions du bassin.*

Des dispositions anatomiques relatives aux diverses régions de l'excavation pelvienne, résulte plus ou moins de facilité à faire agir le forceps.

Au *détroit supérieur*, la paroi postérieure transversale offre les dimensions les plus favorables, 135 millimètres (5 pouces).

La paroi latérale est la région la moins propice. Mesurée à la moitié de la hauteur de l'excavation pelvienne, elle n'offre d'avant en arrière que 67 millimètres (2 pouces 1/2). Aussi ne doit-il point venir à la pensée de déployer le forceps dans ce sens.

Dans le sens antéro-postérieur, la plus grande largeur se trouve à partir du milieu de la symphyse pubienne au milieu du sacrum, 135 millimètres (5 pouces). La moindre largeur d'avant en arrière, toujours au centre de la cavité pelvienne, est de 94 millimètres (3 pouces 1/2).

Enfin au détroit périnéal, c'est le diamètre antéro-postérieur pris sur la ligne médiane qui offre le plus d'espace : 135 millimètres (5 pouces).

Le diamètre transverse offre le moins d'étendue, 108 millimètres (4 pouces).

Je me borne à ces quelques considérations. Je suppose que l'opérateur a présentes à l'esprit les dimensions du bassin, et qu'un exercice préalable sur le mannequin lui aura appris les degrés divers de facilité dans l'application du forceps assemblé.

ART. III. — *Règles générales de l'application du forceps.*

1o *Par rapport à la région du bassin :*

a. Je ne reconnais, comme pratiques, que des applications *bi-latérales* et des applications *obliques.* Dans aucun cas, je ne cherche à faire répondre une branche vis-à-vis l'angle sacro-vertébral et l'autre sur la symphyse pubienne.

b. Ainsi, au moment de son introduction, le forceps *ouvert* doit toujours correspondre, par sa face externe ou convexe, à la paroi postérieure du bassin, médiane ou latérale.

c. Dans les applications *directes*, l'évolution s'accomplit d'un côté à l'autre du bassin.

d. Dans les *obliques*, avant que l'évolution ne soit complète, on imprime aux branches un léger mouvement de circumduction qui, aidé de la main, amène la branche antérieure jusque derrière le trou ovale s'il le faut.

2° *Par rapport à la position de la femme :*

Le décubitus de la femme doit avoir lieu sur la paroi du bassin avec laquelle le forceps ouvert va être mis en rapport.

3° *Par rapport à la tête :*

a. Dans les *positions directes*, d'arrière en avant, l'axe longitudinal du forceps doit croiser à angle droit l'axe transversal de la tête.

b. Dans les positions *obliques*, il faut autant que possible chercher à mettre en pratique la règle précédente.

c. Dans les positions *transversales*, la tête doit toujours être saisie ou diagonalement ou transversalement.

d. Le degré de profondeur des cuillers doit être réglé sur le degré d'abaissement de la tête, de manière que les points par lesquels la tête est saisie répondent au centre de la concavité des cuillers.

4° *Par rapport à la main :*

a. Pour conducteur, on se sert indistinctement de l'une ou de l'autre main dans les positions *directes*.

b. Dans les *obliques*, on doit se servir de la main qui répond à la paroi du bassin sur laquelle le forceps sera placé ouvert (1) : main gauche pour le côté droit du bassin, main droite pour le côté gauche.

5° *Par rapport à l'utérus :*

a. Dans les cas d'urgence, la dilatation de l'orifice de l'utérus sera toujours opérée avec la main , jamais le forceps ne devant y aider.

b. La dilatation n'est réputée suffisante que lorsque le col peut admettre à plat quatre travers de doigt entre la tête et lui.

Section Deuxième.

MANUEL OPÉRATOIRE.

—

CHAPITRE PREMIER.

FORCEPS ASSEMBLÉ.

—

ARTICLE PREMIER. — *Applications directes en général.*

Saisi au point de jonction des deux branches par la main droite ou par la main gauche selon la position de la tête , le pouce appliqué transversalement sur la face

---

(1) Sur 100 applications de forceps, il s'en présente 88 de directes ou presque directes (Mme Boivin).

Quant aux obliques , la première position (occipito-antérieure gauche), dans laquelle la main gauche doit être introduite, l'emporte de beaucoup sur la position occipito-antérieure droite. Sur 54 applications , je me suis servi 45 fois de la main gauche à titre de conductrice, et 9 fois de la main droite. Il importe donc que les deux mains soient également exercées. C'est une fois sur six pour la main droite.

externe et les quatre autres doigts étendus sur la face interne, le forceps, *ouvert*, est présenté presque perpendiculairement à la commissure postérieure; puis, dans l'intervalle de deux contractions utérines, il est introduit sur la main qui lui sert de conducteur jusques au point de contact de la tête et du vagin : *c'est le premier temps*. (Fig. 10.)

Dans *le second temps*, sans quitter la jonction des branches, le pouce éloigne de droite à gauche la branche inférieure, tandis que les autres doigts écartent de gauche à droite la branche supérieure; le forceps est ainsi décroisé. (Fig. 11.)

Alors seulement, et c'est *le troisième temps*, la main, quittant le centre de l'instrument, se porte en arrière pour faire opérer l'évolution des cuillers en faisant pivoter un des crochets de dehors en dedans, tandis que l'autre prend son point d'appui sur le bras auquel il correspond. (Fig. 12.)

En même temps, l'instrument est poussé d'arrière en avant et de bas en haut, par un double mouvement de propulsion dans sa totalité et d'abaissement des manches.

Dans cette manœuvre, la marche des cuillers étant en harmonie avec leur déploiement latéral, l'introduction et la rotation s'accomplissent simultanément; il en résulte une double spirale, durant la formation de laquelle la main conductrice se retire lentement, après avoir donné la certitude que l'application va être achevée.

Dans *le quatrième et dernier temps*, le forceps se ferme; on comprime la tête modérément; on fixe les crochets au moyen de l'écrou mobile, et l'on procède à l'extraction, selon les règles ordinaires que nous donnerons. ci-après.

1.ᵉʳ Temps, forc. ouvert.

fig. 10.

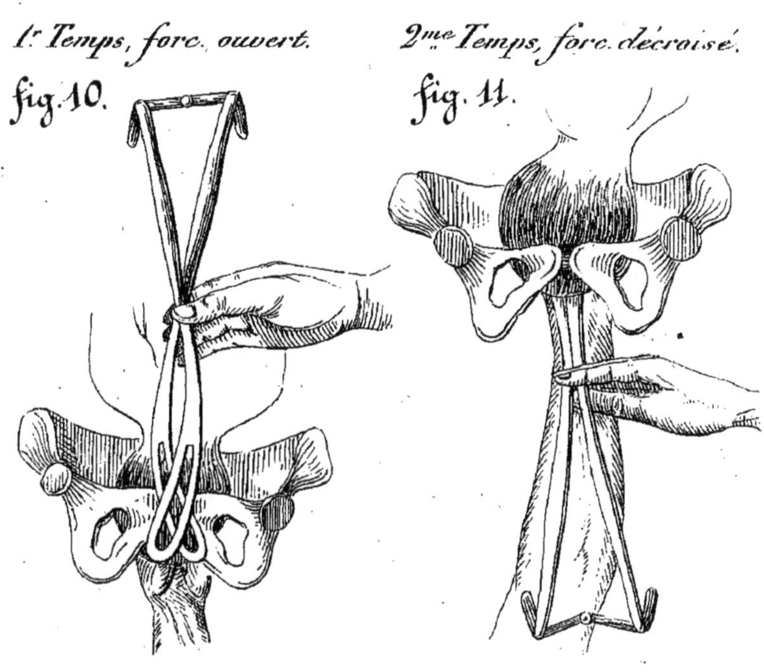

2.ᵐᵉ Temps, forc. décroisé.

fig. 11.

3.ᵐᵉ Temps, forc. déployé.

fig. 12.

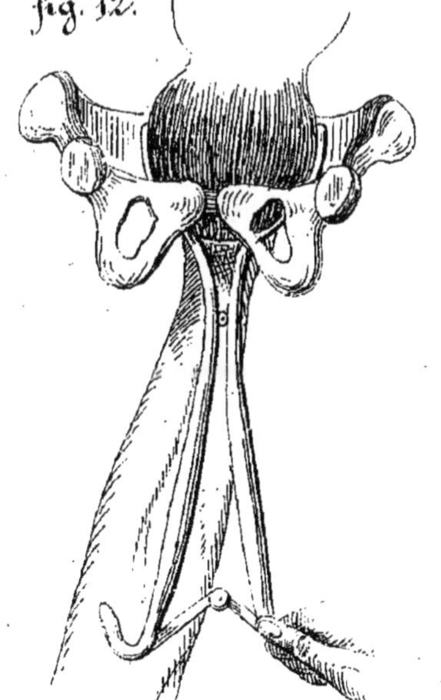

4.ᵐᵉ Temps, forc. fermé.

fig. 13.

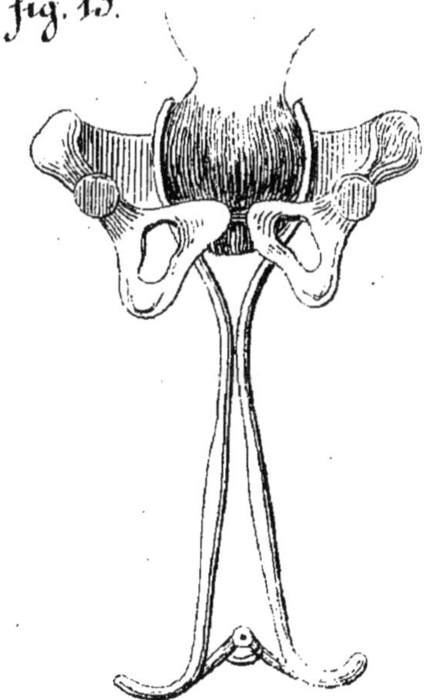

Art. II. — *Applications obliques en général.*

1o La femme doit être placée sur le côté auquel va correspondre le forceps. Celui-ci est introduit d'après les principes qui précèdent : sur la main gauche si l'obliquité de le tête répond à gauche du bassin, c'est-à-dire si l'occiput ou le front reposent derrière la cavité cotyloïde gauche, et *vice versâ.*

Ceci a trait aux positions obliques en général.

Le forceps ouvert, puis décroisé, répond alors à la symphyse sacro-iliaque droite ou gauche.

2o *Au détroit supérieur.*

Si la dilatation du col permet l'application du forceps réclamée par quelque circonstance particulière, alors que la tête mobile est à peine engagée dans le détroit supérieur, cette application peut être faite ou bi-latéralement par rapport au bassin, — méthode allemande, — ou diagonalement sur la main introduite *en entier* dans l'utérus.

Dans les cas où la *mobilité* de la tête et la *laxité* de l'utérus permettent au fœtus de reposer sur l'arcade pubienne, la main d'un assistant repousse la tête à travers la paroi abdominale jusques au centre du bassin et l'y maintient, tandis que le forceps la saisit.

Dès que la tête est prise, on abaisse les manches à un degré convenable, en refoulant le périnée avec ménagement, puis on fait les tractions dans le sens de l'axe du détroit supérieur.

L'application *oblique* du forceps assemblé peut s'opérer de deux manières : ou de *prime abord*, en faisant aboutir l'évolution des cuillers aux points auxquels elles doivent répondre, ou *secondairement* en imprimant à l'instrument, latéralement appliqué, un mouvement de quart de rotation qui porte une des branches un peu en avant.

On peut aussi ramener cette branche antérieure au même point, en introduisant le forceps un peu plus profondément, et en la conduisant derrière la cavité cotyloïde, à mesure qu'on retire le forceps.

Ceci doit être fait avant que l'instrument ne soit fermé, afin qu'il puisse contourner plus aisément la tête. Plus celle-ci est élevée, plus—pour la bien saisir—*les manches doivent être abaissés.*

Art. III. — *Remarques pratiques.*

1o Avant l'évolution du forceps, la tête doit être *toujours repoussée* dans le cas où elle serait engagée dans les détroits, surtout si elle y était pressée.

2o On ne doit manœuvrer que dans l'intervalle de deux contractions utérines.

3o Si le forceps agissant dans la cavité pelvienne est *arrêté* dans son développement, on obtient la plénitude de son évolution, en le faisant pénétrer un peu plus avant.

4o Si, après la saisie de la tête, le forceps ne peut se fermer, agrandissez l'espace compris entre les cuillers, soit en rapprochant les crochets, soit en donnant un peu d'obliquité au forceps par un léger mouvement de circumduction autour de la tête ; soit aussi en cherchant à faire parfaitement correspondre celle-ci au centre des cuillers ; car, lorsque la tête est saisie trop près de la charnière, le diamètre de la prise paraît plus grand qu'il n'est réellement ; il en est ainsi dans tous les forceps.

ART. IV. — *Contre-indications de l'état assemblé.*

L'état assemblé du forceps est contre-indiqué :

1º Par un véritable enclavement de la tête; on sait combien il est rare.

2º Par une forte pression résultant de vices par trop considérables du bassin, ou de la présence de quelque tumeur intra-pelvienne incompressible et inamovible.

3º La proéminence de l'angle sacro-vertébral poussée à un assez haut degré, peut empêcher l'application du forceps assemblé, alors surtout que la tête a déjà subi une forte pression antéro-postérieure.

Je crois devoir maintenir cette contre-indication, bien que jusqu'ici j'aie, dans tous les cas de rétrécissement antéro-postérieur, introduit les branches conjointes.

4º Dans les présentations *de la face*, quand la tête est descendue dans l'excavation, et qu'elle s'y trouve étroitement logée ; et surtout dans les positions obliques qui ne peuvent se convertir en directes à cause du défaut de concavité du sacrum ; dans ces cas, le forceps assemblé peut être d'une application plus difficile que celle du forceps disjoint, et celui-ci sera préféré. Je dois faire remarquer cependant que, dès que la main conductrice a pu s'introduire sous la tête et la soulever, le déploiement des deux cuillers est rendu possible.

5º L'application du forceps est *impossible* lorsque le torse étant dehors et la face en haut, le menton repose sur la symphyse pubienne. C'est le seul cas théorique où le forceps assemblé soit absolument exclu.

CHAPITRE II.

FORCEPS DÉSASSEMBLÉ.

Le forceps désassemblé rentre dans la classe des forceps disjoints non croisés : tels sont les forceps de Palfyn, de Schlitchting, de Thenance de Lyon. Dans quelques cas, chaque branche devant être placée séparément, voici les règles générales de l'état disjoint. A l'occasion de chaque position, je tracerai les règles spéciales.

ART. PREMIER. — *De l'introduction en général.*

§ 1. — *Dans les positions directes*, il est indifférent que l'on introduise la première l'une ou l'autre branche de mon forceps ; car on n'a à se préoccuper ni de pivot ni de décroisement. Cependant, pour ne pas augmenter les difficultés, *règle générale,* il faut commencer par la branche dont le placement est le plus difficile.

§ II. — *Dans les positions transversales*, où, d'après les principes de Mme Lachapelle, le forceps devrait être appliqué antéro-postérieurement, il faudrait commencer par la branche postérieure ; car, si l'on vient à placer d'abord la branche antérieure, la tête moins courbe que le sacrum, refoulée contre cet os, oppose de la résistance à la seconde branche. Mais, je l'ai dit, jamais on ne doit tenter l'application antéro-postérieure.

§ III. — *Dans les positions diagonales*, la plus grande difficulté existant du côté de la branche antérieure, c'est par celle-ci qu'il faut commencer. L'espace triangulaire répondant à la symphyse sacro-iliaque, offre à la branche postérieure une entrée facile après que la première est en place.

Remarque. — Je ferai observer que, même à l'état disjoint, les deux branches peuvent être introduites simultanément sur la main qui pénètre en entier, et mises successivement en place à l'aide de la même main. C'est presque comme dans le procédé Hatin.

Si la même main ne peut tout faire, l'autre main la remplace, et aide à achever le placement de la deuxième branche, qui se trouve ainsi toute prête à être amenée dans l'enfoncement sacro-iliaque.

Art. II. — *Introduction de chaque branche séparée.*

§ 1. — *Positions directes antéro-postérieures.* — Tenue près de l'articulation comme une plume à écrire, ou à pleine main, la branche à introduire est présentée par l'extrémité de la cuiller dans la direction de la vulve. Il faut pour cela que le manche corresponde à la fosse iliaque opposée au côté sur lequel la branche est introduite. Par un triple mouvement de dehors en dedans, de haut en bas et d'avant en arrière, on rapproche le manche de la ligne médiane, on l'abaisse entre les cuisses et on pousse en avant.

La cuiller glisse ainsi sur la face palmaire de la main pour aller se placer sur les côtés du bassin et sur les côtés de la tête, si l'application est *bi-latérale.*

Ces trois mouvements doivent être combinés de telle sorte qu'ils s'harmonient parfaitement; ainsi :

1º La main conductrice avertit de ne pas rapprocher trop tôt le manche de la ligne médiane, afin de ne pas heurter contre la tête;

2º De ne pas le tenir trop long-temps élevé pour ne pas presser contre la paroi postérieure du bassin;

3º De ne pas laisser le manche trop éloigné de la ligne médiane pour ne pas déprimer trop fortement les doigts.

Le moyen d'arriver plus sûrement consiste à introduire *la main en entier* et à tenir la branche dans des rapports exacts avec elle.

Ce contact fait connaître les modifications à apporter à la direction de la cuiller quant à sa marche ; cette cuiller doit avancer doucement, en décrivant un quart de cercle en forme de spirale.

La première branche, ainsi placée, est confiée à un aide qui la maintient et s'oppose à la double tendance qu'elle a à se renverser et à sortir.

La seconde branche est ensuite appliquée selon les mêmes préceptes que l'on adapte à l'autre côté du bassin.

§ II. — *Dans les positions obliques* de la tête, il y a trois manières en usage de placer la première branche latéralement en avant :

Le procédé *en spirale* de Mᵐᵉ Lachapelle; le procédé *en scie* ou *horizontal* de Levret, et le procédé *d'ascension directe* de Baudelocque.

J'en ajoute un quatrième que je nomme procédé *en spirale de haut en bas*.

1º *Procédé en spirale de bas en haut, de Mᵐᵉ Lachapelle.*

a. Insinuer l'extrémité de la cuiller au-devant du ligament sacro-sciatique ;

b. A mesure que l'on enfonce, abaisser le crochet, le ramener entre les cuisses jusqu'à l'incliner fort bas au-dessous du niveau de l'anus.

C'est l'extrémité de la cuiller qui chemine et se place la première, puis s'enfonce de bas en haut. «Ce mouvement en spirale, *dirigé par les doigts*, porté la cuiller en avant et en haut. Il lui fait cerner la tête par un trajet oblique que représenterait une ligne étendue du ligament sacro-sciatique à la branche horizontale du pubis. »

2º *Procédé en scie* ou *horizontal de Levret*.

a. Diriger la branche de bas en haut, en baissant beaucoup le manche, jusqu'à ce que l'extrémité supérieure se trouve placée dans l'échancrure ilio-sacrée.

b. Faire cheminer cette branche par son bord supérieur en la transportant, *comme en sciant*, au point voulu, et en la faisant passer par-dessous la tête.

3º *Procédé d'ascension directe de Baudelocque.*

Porter directement de bas en haut la branche sur l'endroit où elle doit être placée, c'est-à-dire derrière le pubis. C'est fort peu commode.

4º *Procédé en spirale de haut en bas de l'auteur.*

Insinuer sur le côté et un peu en arrière la branche selon les règles ordinaires, mais l'introduire plus profondément et la ramener vis-à-vis le trou ovalaire, par un double mouvement en spirale de haut en bas et d'arrière en avant.

De ces quatre procédés, celui de Mme Lachapelle mérite de servir de règle ; néanmoins les autres peuvent être tentés lorsque le premier ne réussit point.

Quel que soit le procédé employé, la première branche appliquée est maintenue par un aide qui l'empêche de se renverser et de sortir. La seconde est introduite *au-dessus* et à côté de la première, et placée vis-à-vis de la symphyse sacro-iliaque.

Dans mon forceps, les branches ne se croisant point, le manche de la première gêne moins que celle du forceps croisé qui coupe l'axe de la vulve, et même cette branche, une fois placée, peut aider à dilater un peu les parties molles.

§ III. — *Fermeture. Difficultés.* — Elles proviennent du défaut de rapport entre la cuiller, la tête et le bassin. Ce défaut de rapport résulte lui-même :

a. Ou de ce que l'une des branches ou toutes les deux trouvant moins d'espace dans le segment antérieur du bassin, plus étroit que le postérieur, ne peuvent arriver à être placées parfaitement de champ ;

b. Ou de ce que la forme inégalement sphérique des divers points de la tête favorise le renversement de l'une des cuillers.

On remédie à ces inconvénients en modifiant légèrement les rapports des cuillers, soit avec la tête, soit avec le bassin.

1o On enfonce un peu plus les branches ;

2o On ramène en avant ou en arrière celle qui paraît s'être logée irrégulièrement ;

3o Enfin on repousse un peu la tête, ou on lui fait décrire un petit mouvement de rotation (1).

Si, malgré tous les changements opérés, la jonction demeure *impossible*, il faut retirer la branche qui s'accommode le plus mal, et tenter de nouveau son placement.

On peut essayer d'une application bis-iliaque au lieu d'une application diagonale.

Si, après tous ces essais faits avec lenteur et ménagement, la jonction des branches *ne peut avoir lieu*, il peut être convenable de renoncer à l'emploi du forceps. Au contraire, l'articulation *opérée*, on s'assure que la tête est bien saisie et que les parties molles, telles que les lèvres du col de l'utérus et de la vulve, n'ont pas été pincées,

---

(1) Je ferai remarquer que les difficultés à articuler seront en raison directe de la largeur des cuillers, surtout dans les bassins étroits, ou dans toutes leurs dimensions, ou dans quelqu'un de leur sens.

les premières entre la cuiller et la tête, les secondes entre le point de jonction des deux branches.

La facilité qu'a le forceps à ressortir indique que la tête n'a pas été bien prise, et la vive douleur accusée par la femme signale le pincement des parties molles ; néanmoins cette douleur ne doit pas être confondue avec celles qui résultent des contractions ou de la pression de l'acier sur les parois du bassin.

La tête ayant été bien saisie, on la comprime au point voulu, à l'aide de l'écrou mobile sur l'arc de cercle, et on opère l'extraction.

Tout ce que nous allons dire de ce temps de l'opération s'applique à l'état assemblé du forceps comme à l'état disjoint ; dès que la tête est saisie, les deux états se confondent.

Art. III. — *De l'extraction.*

§ 1. — *Préceptes généraux.* — *a.* Saisir l'instrument par les deux mains, l'une placée au-dessous, face dorsale en arrière près de l'articulation, et l'autre au-devant des crochets, face dorsale en haut.

b. Prendre une position solide, qui permette de calculer le degré de force déployée, afin qu'on puisse l'augmenter ou la diminuer à volonté, et que l'on prévienne toute chute. La femme étant au bord du lit, l'opérateur maîtrise ses propres mouvements, et peut faire des efforts considérables s'il pose un genou sur le sol tandis que l'autre s'arc-boute contre le bois du lit.

c. Employer une force ménagée, mais soutenue quelques moments, intermittente, progressive, combinée avec les douleurs utérines s'il en existe.

d. Combiner alternativement les *tractions* avec des mouvements très-peu étendus de latéralité, de circumduction, d'élévation et d'abaissement, qui donnent aux plis du vagin le moyen de s'effacer successivement au lieu de s'entasser de haut en bas près de la vulve.

e. Après les premières tractions, les cuillers, par l'effet de l'élasticité des branches ou de quelque changement de rapport, laissant du vide entre elles et la tête, il faut *augmenter la compression* ; à moins que, par le cordon entre-croisé, on ne s'oppose à cette élasticité.

f. Marche de la tête : « Comme le chemin est courbe, » dit Levret, il faut que la marche de l'instrument soit » courbe aussi. »

La courbure du forceps étant basée sur celle du canal pelvien, le forceps et le bassin doivent toujours, autant que possible, être en rapport dans leurs axes.

g. Direction des tractions. Il faut donc tirer *directement en bas* quand la tête répond au détroit supérieur, puis *revenir peu à peu à l'horizontale* en faisant décrire au centre des cuillers une courbe de 68 à 84 millimètres (2 1/2 à 3 pouces), puis enfin tirer *en avant et en haut*, pour que la tête se dégage du détroit inférieur.

h. Surveiller attentivement, pour s'assurer si la tête descend, si elle est solidement saisie, si le glissement du forceps n'est pas à craindre. Ce glissement s'opère tantôt par l'extrémité des cuillers, tantôt par leurs bords supérieurs.

i. Que la prise de la tête ait été directe ou oblique, *ramener le bord concave* du forceps *en avant*, ou reprendre la tête si elle menace de sortir en diagonale. Si, dans le dernier temps de l'accouchement, il existe des contractions, on peut confier l'expulsion aux efforts utérins.

§ II. — *Extraction dans les applications supra-pel-viennes.* — *a.* Agir *selon l'axe du détroit abdominal.* Pour faire engager la tête dans le détroit supérieur, il faut porter fortement les manches én arrière en refoulant le périnée. On se rapproche ainsi le plus possible de l'axe du détroit abdominal avec lequel l'axe du forceps ne peut jamais être parfaitement parallèle. Alors on fait les tractions directement en bas.

La résistance que la tête oppose quelquefois provient de ce que les tractions faites un peu trop en avant forcent la tête à s'arc-bouter contre le pubis; il suffit, dans ce cas, de ramener un peu plus les manches vers la perpendiculaire pour que l'obstacle soit levé.

b. A mesure que la tête descend, on juge du degré de refoulement qu'il faut imprimer au périnée; quand elle a presque entièrement plongé dans l'excavation, on commence à tirer dans le sens de l'axe du détroit inférieur.

§ III. — C'est ici que commence l'extraction dans les *applications intrapelviennes.*

Il convient alors d'opérer *un changement* dans la position des mains. La gauche est placée au-dessus près du point de jonction, la droite au-dessous près des crochets; et les tractions coïncidant avec les contractions et quelques efforts volontaires, on agit dans le sens du détroit inférieur.

A. La direction de l'axe du détroit inférieur étant connue, c'est-à-dire une ligne tirée de l'angle sacro-vertébral venant se rendre au centre de la concavité de la face interne des ischions, le forceps doit être tenu encore assez abaissé pour que le dos des cuillers réponde à cette concavité qui s'étend de l'*épine sciatique* au tiers antérieur *de la tubérosité de l'ischion.*

Ces rapports doivent être maintenus, jusqu'à ce que les bosses pariétales répondent au détroit inférieur.

Une élévation *prématurée* des manches expose à des difficultés provenant de l'arcade même du pubis, laquelle est d'autant plus étroite qu'elle s'élève davantage; et, de plus, dans cette direction trop tôt horizontale, le bord postérieur ou convexe des cuillers refoulerait en arrière les ligaments sciatiques, tandis que, antérieurement, le bord concave labourerait la face interne des pubis et contondrait les parties molles d'autant plus fortement, que les cuillers sont plus larges.

B. *Dégagement de la tête.* A mesure que les bosses pariétales franchissent l'arcade du pubis, la tête devant être amenée en avant et en haut, on relève fortement les manches, de manière à leur faire décrire un arc de cercle qui, parti du point de réunion de l'ischion et du pubis, aille aboutir sur l'abdomen de la femme.

§ IV. — *Conversion de la position oblique en directe.*

A. *Mouvement de rotation* en général.

Dans les positions obliques, quand l'application a été oblique aussi, il faut faire exécuter à la tête un mouvement de rotation qui ramène l'occiput, le front ou le menton sous l'arcade du pubis.

B. *Moment opportun.* C'est lorsque la tête est arrivée au fond du bassin et qu'elle n'a plus qu'à franchir le détroit, qu'on exécute cette manœuvre. Elle consiste à combiner les tractions avec un mouvement de latéralité de dehors en dedans.

C. *Mode d'exécution.* Ce mouvement qui ramène sous le pubis l'extrémité céphalique, doit avoir lieu graduellement et sans secousse, afin que la région cervicale n'éprouve aucune lésion et que le tronc lui-même obéisse.

D. *Obstacles à la rotation.* La rotation s'opère le plus souvent avec facilité ; cependant deux circonstances s'y opposent quelquefois. La *première*, c'est lorsque la tête du fœtus est un peu renversée sur le dos en s'engageant, de sorte que le front se trouve trop bas relativement à l'occiput.

Il faut, dans ce cas, et dans toutes les positions diagonales ou renversées de la tête, repousser le front ou la partie qui se présente, puis procéder au mouvement de rotation.

E. Le *second obstacle* réside dans l'aplatissement du sacrum. Ce défaut de courbure ôte au diamètre antéro-postérieur de la partie moyenne l'excédant qu'il a sur les autres diamètres.

F. *Mouvement incomplet de rotation.*

Dans l'accouchement naturel, le mouvement de rotation ne s'achevant quelquefois qu'au moment où la tête franchit le détroit inférieur et même la vulve, on peut, sans inconvénient, dégager l'occiput sous le milieu de la branche ascendante de l'ischion, pourvu qu'on agisse avec ménagement.

« Comme la tête éprouve alors plus de difficulté à fran-
» chir le détroit, on agit plus lentement et on emploie
» plus de force. » (Baudelocque.)

§ V. — *Rotation dans les positions occipito-sacro-iliaques.*

Dans ces positions, *gauche* ou *droite*, le mouvement de rotation peut s'accomplir de deux manières : 1º par le roulement de l'occiput dans la courbure du sacrum et par la rotation sous l'arcade du pubis.

Depuis que M. Nœgele a démontré la fréquente conversion des positions occipito-postérieures en antérieures, le précepte de rouler la tête dans la concavité du sacrum est moins rigoureux. Avant de rouler l'occiput sous le pubis, *la première règle consiste à suivre la tendance de la tête elle-même*, car quelquefois aux premières tractions l'instrument tourne entre les mains de l'opérateur. Cela a lieu si le fœtus est assez mobile. Dans ce mouvement de rotation en avant, si la courbure du forceps *sur les bords* est très-considérable, et si les cuillers dépassent la tête, les ligaments sacro-sciatiques peuvent être labourés. Il faut relâcher l'instrument et abaisser les manches pour relever les cuillers. Le forceps droit ou presque droit peut trouver sa place dans ce cas parfois très-épineux.

Cet inconvénient évité, on peut tenter de ramener sans violence l'occiput *en avant,* car il est plus avantageux de le dégager sous le pubis que sur la commissure postérieure de la vulve. Quoique la tête puisse sortir dans ces positions occipito-postérieures, la force d'extraction doit être plus grande si l'occiput descend en arrière que s'il roule en avant.

Quelques auteurs, Deleurye entre autres, ont conseillé d'appliquer le forceps en dirigeant la courbure sur les bords en arrière, pour le ramener ensuite en avant par le mouvement de rotation ; mais cette application est remplie de difficultés qui viennent s'ajouter à celles de l'extraction, et n'est pas exempte de péril pour le fœtus dont le cou peut être tordu si le torse ne suit pas la rotation.

§ VI. — *Difficultés de l'extraction.*

1.

CIRCONSTANCES.	INDICATIONS.
La tête a été saisie *diagonalement dans l'excavation.*	Dans cette direction diagonale, l'extraction peut se faire sans que l'on soit obligé de déployer trop
Les cuillers appliquées diago-	

nalement sur les côtés du bassin répondent l'une à une bosse frontale, l'autre à la région occipitale opposée.

La tête est peu volumineuse, le bassin a de l'ampleur, et les parties molles sont peu résistantes.

de force, pourvu qu'on ait le soin de retirer le forceps dans le dernier temps de l'extraction.

2.

A. La *tête* est volumineuse.
La *vulve* peu extensible.
Le diamètre occipito-frontal va se présenter entre les tubérosités sciatiques.

A. Dans le mouvement complet de rotation, en amenant l'occiput derrière la symphyse pubienne, la convexité de l'une des branches correspond au sommet de l'arcade.

L'extraction est difficile et périlleuse dans ce cas, attendu que la cuiller ne s'adapte pas à l'arcade. Il peut résulter de là ou des contusions, ou une impossibilité absolue. On doit réappliquer le forceps sur les côtés de la tête, si l'utérus est inerte.

3.

A. Cependant, si les parties molles ne sont pas très-résistantes, si le bassin a une certaine ampleur, eu égard au volume de la tête,

A. On peut tenter un mouvement très-limité de rotation qui conduise une des branches au-devant du ligament sacro-sciatique et l'autre sous le côté opposé de l'arcade du pubis.

La concavité des bords regardera obliquement à gauche ou à droite.

§ VII. — *Dégagement de la tête.*

1.

A. La tête distend le périnée qu'elle menace de déchirure.
Les contractions sont prononcées.

A. Faire suspendre les efforts, soutenir le périnée et ne jamais laisser les bosses pariétales franchir la vulve, sans que l'on ait retiré chaque branche séparément avec précaution, en inclinant le manche du côté opposé à celui de l'application, et en ramenant la cuiller un peu en bas.

1° *Selon Baudelocque.* — Tenir l'instrument d'une seule

main, et de l'autre soutenir le périnée. Ne dégager les branches du forceps qu'au moment où les protubérances pariétales ont franchi la vulve.

2° *Selon Mme Lachapelle*. — En pratiquant ce que conseille Baudelocque, la rupture du périnée est inévitable ; car :

A. Le forceps augmente le volume de la tête ;

B. La distension est plus forte et plus brusque ;

C. On ne peut soutenir convenablement le périnée ;

Il faut retirer l'instrument, puis confier le dernier effort à la nature ; quand la tête est arrivée hors des parties osseuses, elle ne rétrograde plus, mais dilate doucement par un bref séjour. On prescrit à la femme de faire quelque effort volontaire, et l'on prévient toute déchirure par les précautions dont je vais parler.

Exceptions au retrait du forceps.

2.

A. L'inertie de l'utérus est tellement complète qu'il n'y a ni contraction ni ténesme.

B. Il existe chez la mère une lésion qui rend tout effort dangereux.

C. La suspension des actes volontaires par l'effet de convulsions rend la femme comme étrangère à tout travail.

Le retrait du forceps, dans ces cas, peut donner lieu à une prolongation de séjour compromettant pour la mère, pour l'enfant et même pour l'habileté de l'accoucheur ; on se trouverait alors, si on avait retiré le forceps, en face de l'indication d'une application au dernier temps de la sortie de la tête.

§ VIII. — *Méthode mixte.*

1.

Le forceps n'exposant à la rupture du périnée que parce qu'il empêche les parties molles de s'appliquer exactement sur la tête ; l'expérience démontrant que l'extraction un peu brusque d'une branche non assez inclinée produit parfois l'expulsion de la tête, c'est à l'aide d'une seule branche que l'on peut aider à la sortie définitive.

Cette branche ne tiraille pas sensiblement la vulve qui, d'ailleurs, ne rencontrant pas de résistance du côté opposé, se prête à une distension inégale.

L'opérateur trouve dans cette branche encore assez de puissance pour entraîner la tête, et néanmoins elle n'exige ni assez d'efforts ni assez de concentration d'attention pour qu'une seule main ne suffise pas à soutenir efficacement le périnée.

2.

La tête est descendue *diagonalement*. Les nymphes et le périnée sont plus en danger que dans les applications directes.

Mme Lachapelle insiste plus encore pour qu'on enlève le forceps dès que la tête est engagée entre le détroit inférieur et les parties molles.

Sans doute il est irrationnel de vouloir amener de force la tête qui se trouve en rapport avec le détroit inférieur par ses points les plus défavorables ; mais il y a de l'illusion aussi à espérer, dans ces cas, de voir la rotation s'achever et la direction de la tête devenir favorable, sans qu'il en coûte de grands efforts aux muscles abdominaux et à la matrice.

3.

Les circonstances qui imposent la présence du forceps jusqu'à la fin existent, la tête étant prise diagonalement.

Il vaut mieux alors réappliquer le forceps sur les côtés de la tête, lui faire décrire sa rotation, puis achever l'extraction à l'aide d'une seule branche.

§ IX. — *Prévenir la rupture du périnée.*

Règle générale. La précipitation à extraire la tête pouvant entraîner des dangers, il convient d'y apporter une sage lenteur, en se rapprochant autant que possible de la marche de la nature.

Pour prévenir la rupture du périnée dans l'accouchement naturel comme dans les cas où le forceps a été retiré, je ne laisse jamais les bosses pariétales franchir la vulve pendant un effort utérin, et alors que les muscles abdominaux se contractent synergiquement.

L'observation démontre que, pendant ces violents efforts, la tête entraîne la vulve dans sa totalité. Alors le périnée s'allonge, et cet allongement a lieu aux dépens de l'ouverture vulvaire.

Pendant la contraction, je soutiens tout à la fois le périnée et la tête, et j'empêche celle-ci de sortir.

Dès que les efforts involontaires sont passés, j'introduis la main droite sous la tête, et je la *décoiffe* en refoulant en arrière avec la face dorsale la vulve par un mouvement demi-circulaire que ma main décrit de ma droite à ma gauche. En même temps j'ordonne à la femme de faire avec ménagement un effort volontaire, et les bosses pariétales sont mises à découvert.

D'abord j'ai opéré cette manœuvre comme instinctivement sans trop me rendre compte de son mécanisme; puis, en voyant la grande facilité avec laquelle la tête était dégagée, je me suis fait une règle de ce *décoiffement*.

Dans ce procédé, c'est moins la tête qui sort que la vulve qui rentre par l'effet de sa rétrocession et de l'agrandissement de son orifice. Dans le refoulement du périnée en arrière, cet orifice gagne en ouverture tout ce que le gonflement du périnée lui fait perdre lorsque la tête pousse fortement en avant tout le pourtour vulvaire.

Dans le courant de Septembre 1851, mon honorable confrère et ami, M. le docteur Otterbourg, m'a fait part, à Paris, d'un procédé qui lui appartient, à l'aide du-quel il prévient le déchirement du périnée. Ce procédé consiste dans le renversement en dehors du bord de la vulve au-dessus du périnée. Je conçois que ce doublement opéré à l'aide des deux pouces appliqués sur la muqueuse vulvaire, tandis que les autres doigts des deux mains servent de point d'appui et repoussent les téguments de bas en haut, puisse être un bon moyen d'empêcher que la vulve ne soit entamée. Néanmoins le succès des précautions dont je viens de parler m'a dispensé jusqu'ici de faire usage de celles de M. Otterbourg (1).

Section troisième.

INDICATIONS DU FORCEPS.

—

ARTICLE PREMIER. — CAS INDICATEURS.

Les circonstances qui réclament l'application du forceps laissent à l'accoucheur une certaine *latitude d'action*, ou constituent l'*urgence* et le forcent à agir dès qu'il le peut.

Je me borne à énumérer les obstacles et les accidents principaux qui réclament le forceps, chacun de ces obstacles ayant dû être étudié spécialement ailleurs.

---

(1) J'ai dû donner à l'ensemble de ces préceptes la forme analytique, et user d'une rapide exposition. Cela suffit aux praticiens qui, sans doute, ont déjà entre les mains les excellents traités classiques de MM. Cazeaux, H. Chailly et Jacquemier.

§ Ier. *Première catégorie — Expectation permise.*

A. Trop grande exactitude de rapports entre la tête et le bassin. (*Voir* ce chapitre).

1o Soit que la tête ait un volume trop considérable ;

2o Soit que le bassin manque d'ampleur, ou présente un rétrécissement dans quelqu'un de ses diamètres.

B. Défaut de rapports entre la tête et le bassin par suite :

1o D'une présentation irrégulière du sommet ;

2o De quelque anomalie dans le mécanisme de l'accouchement, anomalie irremédiable à l'aide de la main.

C. Du côté de la mère :

1o Inertie de l'utérus par épuisement des forces ;

2o Faiblesse des contractions utérines eu égard à la résistance du plancher périnéal.

D. Du côté du fœtus, circonvolutions du cordon autour du cou si on parvient à le constater, etc.

§ II. — *Seconde catégorie. — Urgence.*

Les accidents qui constituent l'urgence sont , par exemple :

Une hémorrhagie grave par l'utérus, le nez, la bouche ou par toute autre voie ;

Les *convulsions,* quelle qu'en soit la cause ;

Les *vomissements* violents et continuels ;

L'*asphyxie* et la *syncope* ;

Une *tumeur herniaire* étranglée ou disposée à l'étranglement ;

La *descente de la matrice* ;

La *rupture de la matrice ou du vagin* ;

Le *renversement du vagin* ;

Un *anévrysme* d'un gros vaisseau, dont la rupture pourrait s'opérer sous les efforts de la femme ;

Les *défaillances* répétées, etc.

ART. II. — DE LA PRÉFÉRENCE A DONNER A LA VERSION OU AU FORCEPS DANS LES PRÉSENTATIONS DE LA TÊTE, LE BASSIN ÉTANT BIEN CONFORMÉ.

Dans les cas où il y a *urgence*, la nécessité de terminer promptement l'accouchement par la version expose plus la femme au danger de la déchirure du col que ne le fait le forceps.

Cet accident est produit par le passage forcé des parties les plus volumineuses du fœtus, alors que, la portion sus-ombilicale du fœtus étant dehors, il faut, pour le salut de l'enfant, précipiter la traction des épaules et de la tête.

§ I. — *De la vie et de la mort du fœtus*.

Abstraction faite de toute autre circonstance, *la vie* du fœtus est une condition qui repousse la version, à cause des dangers que celle-ci entraîne pour le fœtus.

Je me fais donc une loi de tenter l'application du forceps malgré l'élévation de la tête, malgré sa mobilité. Cependant :

1.

Si l'urgence est fort grande.
Si la dilatation du col n'est pas assez avancée pour admettre quatre travers de doigt à plat entre la tête et l'orifice.
Si la poche des eaux a conservé son intégrité.

Dans tous ces cas, il peut être préférable de faire la version, à cause de l'espace moindre qu'il faut pour opérer à travers l'orifice.
Cette préférence peut être avantageuse à la femme dont la délivrance est plus prompte, mais elle expose plus le fœtus.

2.

La tète est encore au-dessus du détroit supérieur, les eaux ne se sont pas toutes écoulées;

La dilatation du col est suffisante ;

Malgré la facilité de pratiquer la version, la jonction des branches donnant le moyen de saisir la tête quoiqu'elle soit élevée et mobile, je préfère *le forceps*.

3.

L'enfant est mort et les conditions d'élévation, de mobilité de la tête existent.

La mort du fœtus doit faire préférer la version dont l'exécution est facile avant l'écoulement complet du liquide amniotique.

4.

Les eaux se sont écoulées, la tête est engagée plus ou moins profondément dans le bassin.

L'engagement de la tête dans l'excavation, alors que l'utérus est revenu sur lui-même après la sortie des eaux, rend la version très-périlleuse pour la femme et pour le fœtus, et appelle l'application du forceps. Si le fœtus est mort, la règle est la même.

5.

L'urgence est extrême, la matrice est vivement contractée, la dilatation ne permet pas d'introduire quatre doigts à plat.

Quoique la main puisse s'introduire pour opérer la version alors qu'elle ne peut encore appliquer le forceps, cette possibilité ne doit pas faire préférer la version qui est contre-indiquée par la contraction utérine. Il convient plutôt de dilater artificiellement l'orifice, et même, d'après certains auteurs, *de débrider le col*, afin que l'application du forceps soit possible. Maintes fois j'ai amené les pieds dans de pareilles conjonctures, et la vive contraction de l'utérus, en retardant l'expulsion du produit, a été funeste à celui-ci. Alors je n'avais pas encore le forceps assemblé.

Il est vrai aussi que l'utérus peut retenir le fœtus, et s'opposer à l'extraction de la tête saisie par le forceps.

C'est là une difficulté qu'on n'a pas assez étudiée.

Art. III. — Dangers du forceps.

Il s'agit sous ce titre du forceps en général.

L'accoucheur ne doit jamais perdre de vue ce qu'il se propose dans l'emploi du forceps : *Extraire l'enfant vivant sans nuire à la mère.*

L'accomplissement de cette double intention est limité *du côté de l'enfant* : 1º par le degré et par la durée de la compression que la tête peut supporter ; par la réduction qu'elle peut subir. — *Du côté de la mère,* par la pression que les parties molles peuvent endurer sans inconvénient.

Ces limites atteintes, il faut abandonner l'entreprise au moyen du forceps, car le but serait doublement manqué; sans sauver l'enfant, on compromettrait la vie de la mère.

Mais ces limites rien ne les fixe; aussi voit-on plus d'un accident résulter de l'appréciation arbitraire de chaque opérateur; dans les cas surtout où celui-ci, non content de déployer toutes ses forces, s'adjoint imprudemment un aide qui le soutienne dans les tractions.

Le dynamomètre ne trouverait-il pas sa place ici ?

Les accidents qui peuvent résulter de l'application du forceps sont :

§ Ier. — *Pour le fœtus :*

A. La compression du cerveau occasionnant, selon le degré, ou une hémorrhagie nasale ou des convulsions, ou même la mort ;

B. La fracture de quelque os du crâne ;

C. Une exophthalmie ;

D. Des contusions du cuir chevelu ou de la peau ;

E. La paralysie du nerf facial ;

F. La compression et même la section du cordon;

§ II. — *Pour la mère*, les accidents peuvent être :

A. L'irritation des organes de la génération;

B. La rupture du périnée;

C. La lacération du col;

D. La rupture de l'utérus ou du vagin ;

E. La contusion des parties molles suivie de mortification et de fistule.

§ III. — *Dangers du forceps pendant l'extraction.*

Les dangers du forceps, une fois qu'il est appliqué, tiennent moins à l'instrument qu'à l'opérateur lui-même.

Quand les courbures du forceps sont en rapport avec celles du bassin, à moins que l'obstacle ne soit de nature invincible, on parvient à extraire la tête sans dommage pour la mère et pour l'enfant, pourvu qu'on ne se livre pas à des tractions immodérées.

Le forceps portant d'un côté contre des parois osseuses inextensibles, recouvertes d'une couche charnue peu épaisse, et de l'autre sur la tête, les parties molles peuvent être contuses, l'utérus lacéré ou meurtri.

Par la réunion des deux branches, je crois avoir diminué les dangers de l'application, devenue et plus facile et plus solide; mais dans le temps d'extraction, le forceps assemblé se confond avec le forceps disjoint, et demande la même prudence, les mêmes ménagements.

§ IV. — *Rapports dans lesquels le forceps augmente les dangers de la parturition.*

Il est assez difficile d'isoler les dangers résultant du forceps des dangers attachés, soit aux accidents et aux obstacles mécaniques qui le font employer, soit à la prolongation du travail.

Mon expérience personnelle est là pour me prouver

que lorsque l'opération est faite avec prudence, qu'elle s'accomplit régulièrement, c'est-à-dire qu'elle n'exige pas de fréquentes réapplications de l'instrument, et surtout lorsqu'on agit en temps opportun, on n'a pas à craindre un accroissement marqué de chances mauvaises par l'effet de l'emploi du forceps.

Art. IV. — Soins préliminaires a l'application.

§ Ier. — *Préparation de la femme.*

L'accoucheur, convaincu de la nécessité de cette opération, doit y préparer moralement la femme et la lui faire désirer, soit dans l'intérêt de son enfant, soit dans le sien propre.

Le moment venu, pour ne produire autour de moi aucun trouble, dans les cas faciles, je laisse la femme dans la position qu'elle occupe, me bornant à la faire approcher d'un des bords du lit, et à exhausser le siége à l'aide d'un carreau. Plus d'une fois, après avoir fait pressentir la nécessité de l'intervention du forceps, j'ai fait mon application à l'insu de la femme. Je ne l'en ai instruite qu'au moment où il fallait commencer l'extraction. Contrairement au précepte de Baudelocque, jamais l'instrument ne lui est montré avant l'opération.

Dans les applications directes ou légèrement obliques, intra-pelviennes, le siége étant un peu élevé, on peut se dispenser de placer la femme au bord du lit, les membres placés sur des siéges latéraux. Mais cette dernière position est indispensable lorsque les tractions doivent porter perpendiculairement. Alors la femme est amenée au bord du lit, les membres pelviens sont écartés et fléchis, les pieds reposent sur deux chaises, et un aide vigoureux, assis sur le lit, retient le torse, en ayant soin de ne pas exercer une pression fâcheuse.

La tête de la femme s'applique ainsi sur la poitrine de l'aide qui, lui-même, peut trouver son point d'appui contre le mur par l'intermédiaire d'une chaise et de coussins.

Il importe de veiller à ce que l'espace qui sépare le bassin du sol permette à l'accoucheur de manœuvrer sans trop se courber, car, dans cette position gênante, il ne pourrait que déployer bien peu de force.

§ II. — *Conditions exigées pour l'application du forceps.*

Je rappelle sommairement ces conditions en disant qu'il faut :

1o Que la tête se présente ;

2o Que l'orifice de l'utérus soit largement dilaté ou facilement dilatable ;

3o Que les membranes soient rompues ;

4o Que la vessie et le rectum aient été préalablement vidés ;

5o Que les rapports de la tête et du bassin soient connus au moins approximativement ;

6o Que la tête soit parfaitement décoiffée, soit des membranes, soit du placenta, soit de l'utérus lui-même.

Remarque. Parfois la tête est descendue très-bas ; au toucher, on a quelque peine à atteindre le col qui se trouve en arrière ; cependant le segment inférieur de l'utérus aminci coiffe exactement la tête dont on peut reconnaître et les sutures et les fontanelles à travers la paroi utérine lisse au toucher. *Pour éviter une méprise, il faut, dans tous les cas, s'assurer de l'état du col.* Le doute ne peut tenir qu'au défaut de connaissance de cet état. Quand la tête est coiffée par l'utérus, le col aminci n'est point encore dilaté considérablement; on le trouve ordinairement en arrière. Quand la dilatation est plus avancée, la paroi inférieure de l'utérus peut encore rester appliquée exactement sur la tête, et en imposer de prime-abord. Bientôt on découvre l'orifice.

Les recherches à l'aide des doigts autour de la tête doivent être opérées avec ménagement. Dans la vue de distinguer si les doigts sont arrêtés par le cul-de-sac du vagin, alors que la tête est coiffée, ou si quelque autre obstacle s'oppose à leur introduction, il faut apporter beaucoup de prudence; *les doigts seuls pourraient altérer l'insertion de l'utérus.* Quels ravages ne résulteraient pas de l'emploi du forceps, si la main ne lui servant pas de conducteur dans l'utérus même, on poussait l'instrument assemblé ou disjoint contre l'insertion utéro-vaginale, et qu'on lui imprimât une force de propulsion!

Quand la tête est complètement dégagée, les bords de l'orifice utérin remontent quelquefois assez haut; mais, avec un peu de persévérance, on finit par l'atteindre, et dès lors on s'en sert de point d'indication quant au moment d'appliquer le forceps, et de moyen pour conduire l'instrument avec certitude.

Art. V. — Choix de la direction de l'application.

§ 1er. — *Positions directes.*

L'occiput (le front ou le menton) repose sous ou der-rière l'arcade du pubis, ou bien, quand le torse est dehors, la face est tournée en bas. L'application doit toujours alors être *bi-pariétale*, et selon le diamètre *bis-iliaque*. Il n'y a pas de choix à faire. L'axe longitudinal du forceps doit être parallèle à la ligne médiane du sacrum et à la suture médiane de la tête. Cette règle ne souffre aucune exception.

§ II. — *Positions obliques en général.*

Deux préceptes opposés se présentent ici, comptant en leur faveur des autorités également imposantes.

D'après le principe posé par Smellie, admis par Baudelocque et par les accoucheurs français, l'application du forceps doit toujours être faite selon le petit diamètre de la tête, c'est-à-dire que chaque cuiller doit porter sur les parties latérales, et être parallèle au diamètre occipito-mentonnier. Mme Lachapelle n'admet point d'exception à cette règle.

Les Allemands veulent, au contraire, que, dans *tous les cas*, quelle que soit la situation de la tête, on introduise et on place le forceps dans une direction parallèle à la ligne médiane du corps, c'est-à-dire que les cuillers répondent toujours aux parois latérales du bassin.

A quel précepte donner la préférence? *à priori*, ni à l'un ni à l'autre exclusivement, mais à celui que les distinctions suivantes, fondées sur les rapports de la tête et du bassin, montreront le meilleur.

§ III. — *Positions obliques au détroit supérieur.*

Quand la tête est à peine engagée obliquement au détroit supérieur, quel est le mode d'application qui permet à cette partie de cheminer le plus librement, en admettant toutefois l'état normal du bassin?

Il est évident que lorsqu'une cuiller appliquée obliquement répond à une bosse frontale, et l'autre à la bosse occipitale, on gouverne mieux la tête que lorsqu'elle est saisie par les tempes. La courbure des cuillers s'adaptant mieux à la convexité de l'occiput et à celle du front qu'aux régions temporales qui sont aplaties, le forceps lâche moins souvent prise, la tête obéit mieux aux efforts qui lui sont imprimés, et nécessite moins de force de compression. Mais bientôt il faut réappliquer le forceps. Le meilleur est de l'appliquer diagonalement.

§ IV. — *Positions obliques au centre de l'excavation pelvienne.*

Si la tête répond obliquement au centre du petit bassin, le forceps assemblé a, pour se développer, aussi bien 122 millimètres (4 pouces et demi) dans le sens oblique que dans le sens transversal. Sous le rapport de la plus grande facilité d'application, il est donc indifférent de préférer une méthode plutôt que l'autre.

Toutefois le forceps, soit à l'état disjoint, soit à l'état assemblé, alors que la tête est peu élevée, étant dirigé moins perpendiculairement sur les régions temporales, mais s'étendant plus horizontalement pour se rapprocher du diamètre occipito-mentonnier, peut saisir la tête bilatéralement au centre de l'excavation pelvienne, et la faire cheminer avec plus de succès que lorsqu'elle est très-élevée. L'expérience prouve même que le mouvement de rotation s'opère presque de lui-même aux premiers efforts d'extraction.

L'avantage de ce précepte, au point de vue de l'extraction, se fait sentir surtout dans les cas où la tête, pour avancer, réclame de grands efforts nécessités par quelque rétrécissement du bassin. Ajoutons que les parois latérales offrent seules, le plus souvent, un espace libre pour le placement des cuillers. Ainsi je donne la préférence à l'application *bis-iliaque* (méthode allemande), si la tête est encore très-élevée et placée obliquement, si la dilatation des parties molles est peu avancée, et si quelque obstacle rend difficile la progression de la tête.

Dans les cas, au contraire, où la tête, ayant plongé dans l'excavation, n'éprouve pas de pression trop forte, quand elle n'a plus qu'à accomplir son mouvement de rotation , je préfère l'application *bi-pariétale*, c'est-à-dire l'application oblique, par rapport au bassin (méthode française).

C'est là la théorie. Quant aux modifications à apporter, selon les circonstances, je les exposerai au chapitre des applications spéciales.

QUATRIÈME PARTIE.

CLINIQUE.

Section Première,

PRESENTATIONS DU CRANE.

A. AVANT LA SORTIE DU TRONC.

A. APPLICATIONS INTRA-PELVIENNES.

Huit positions du sommet peuvent ici réclamer le forceps.

2 directes : { occipito-pubienne.
————— sacrée.

4 obliques : { 2 antérieures, { occipito-cotyloïdienne gauche.
————— ————— droite.
2 postérieures, { occipito-sacro-iliaque droite.
————— ——— ——— gauche.

2 transversales : { occipito-iliaque gauche.
——— ——— droite.

CHAPITRE Ier.

POSITIONS DIRECTES.

ART. 1er. — OCCIPUT EN AVANT.

§ Ier. — *Position occipito-intra-pubienne.*

FIG. 14.

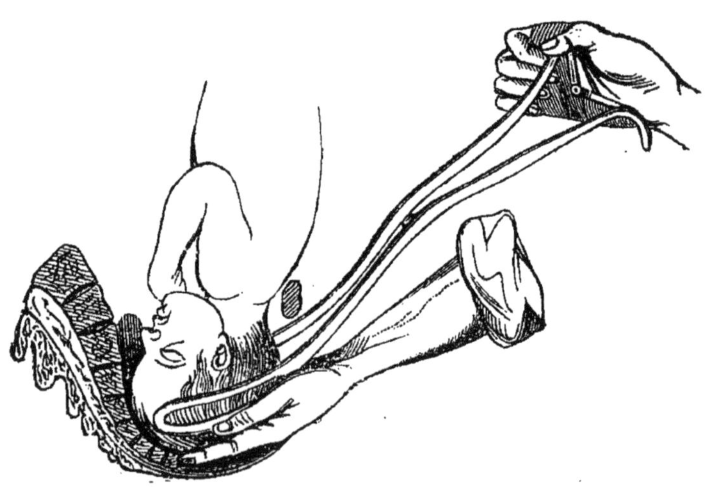

1.

Le vertex plonge plus ou moins profondément derrière la symphyse et même sous l'arcade du pubis.

Quelquefois on voit paraître l'occiput à la vulve en position parfaitement directe.

Le plus souvent un petit vide du côté opposé à celui par lequel l'occiput s'avance, annonce que la position n'a point encore perdu complètement son obliquité.Néanmoins le parallélisme entre le diamètre occipito-frontal et le diamètre coccy-pubien est tellement prochain, qu'on peut se conduire comme s'il avait lieu.

Toucher. Fontanelle postérieure au centre de la vulve.Suture sagittale parallèle à la ligne médiane du sacrum. Bosses pariétales correspondantes aux côtés du bassin.

Obstacles. Tantôt l'inertie de l'utérus, tantôt la résistance du plancher périnéal; parfois la trop grande exactitude des rapports entre la tête et l'excavation; très-rarement l'angustie du détroit inférieur.

Décubitus de la femme sur le dos.

Règle générale. La situation très-basse de la tête permettant de reconnaître sa position, on peut, dans tous les cas, appliquer le forceps à l'état assemblé sur les côtés de la tête et du bassin.

Quand il reste un peu d'obliquité, on peut aisément modifier le manuel opératoire, de telle sorte que le forceps soit appliqué dans le sens de cette obliquité, ou de gauche à droite en conduisant l'instrument sur la main gauche: ou de droite à gauche, en l'introduisant sur la main droite. Mais ces légères modifications s'écartent peu de l'application directe qui va suivre.

Dans la position *occipito-pubienne directe*, l'axe longitudinal du forceps assemblé ouvert doit être parallèle à la ligne médiane du sacrum et à la ligne médiane de la tête.

La main *droite*, ou la main *gauche*, indistinctement, étant introduite dans le vagin, entre le sacrum et la tête, soulève celle-ci, la dégage du détroit inférieur, la place plus au large dans l'excavation, et la ramène même à la position complètement directe, s'il se peut.

2.

Survient une contraction utérine.

Il faut attendre qu'elle ait cessé, puis on continue l'application.

3.

Une des causes spécifiées dans le chapitre des contre-indications décide l'opérateur à préférer l'application des branches séparées.

On peut indistinctement commencer par l'introduction de la branche droite ou de la branche gauche, selon les préceptes généraux.

Le plus souvent alors les deux branches disjointes peuvent être introduites simultanément, puis mises en place l'une après l'autre, en commençant par l'inférieure.

CLINIQUE DE LA POSITION OCCIPITO-INTRA-PUBIENNE.

OBSERVATION 1re. — *Primipare, 46 heures de travail, résistance du plancher périnéal; forceps assemblé ; état normal de la mère et de l'enfant.*

Mme Cr... née R...., d'Apt, âgée de 22 ans, primipare, est assistée par Mme R......, sage-femme. Le travail a 40 heures d'existence. Appelé en consultation à 10 heures du soir, je constate une position occipito-antérieure. L'occiput répond à la cavité cotyloïde droite.

Les eaux se sont écoulées depuis quatre heures après-midi, la dilatation de l'orifice n'est pas complète. De temps en temps les mouvements du fœtus se font sentir, et les douleurs sont vives et rapprochées. Ne voyant rien d'urgent, je suis d'avis d'attendre encore un peu avant d'agir.

A 4 heures du matin, il y a eu quelque progrès, le travail n'a pas été suspendu ; la tête a plongé complètement derrière la symphyse du pubis ; mais depuis une heure qu'elle a pris cette position finale, elle ne progresse plus. Cependant les douleurs sont très-vives, la femme pousse des cris aigus, fait des efforts considérables sans que la tête avance. Peu à peu leur intensité va décroissant. Craignant pour la vie du fœtus, et n'espérant point que les contractions décroissantes de l'utérus triomphent de l'obstacle opposé par le plancher périnéal, par le détroit inférieur et par la vulve, je procède à l'application du forceps.

J'introduis peu à peu la main gauche dans le vagin. Dans l'intervalle de deux contractions, la tête est soulevée. Le forceps assemblé, introduit d'après les principes exposés (sect. IIe, chap. Ier), fait son évolution lentement, mais sans difficulté. Dès que les cuillers sont arrivées au point de contact de la tête et du vagin, j'ai soin de décroiser, afin qu'elles cheminent en ne formant qu'une seule cuiller.

La tête est d'un volume considérable. Le céphalomètre marque 94 mill. (3 p. 6 lignes).

L'extraction est faite sans précipitation. Quelques minutes après mon arrivée, Mme Cr... est heureusement délivrée.

La tête a été saisie très-régulièrement dans le sens bi-pariétal. Les marques des cuillers sont à peine visibles. L'enfant est très-vigoureux. Couches naturelles. (Mai 1840.)

Observation 2e. — *Primipare, 40 heures de travail, forceps ordinaire vainement tenté ; forceps assemblé ; enfant mort. Suites heureuses pour la mère.*

Le 10 Janvier 1851, on me demande en ville en toute hâte chez Mme P..., en travail depuis deux jours. On me dit de me nantir de mon forceps.

A mon arrivée, je trouve Mme P... sur le lit de souffrance, dans la position que nous donnons à la femme au moment de l'accouchement artificiel. Mon confrère, M. Ch..., me rapporte qu'il assiste Mme P... depuis deux jours ; au moment où le grand mal aurait dû se déclarer, il n'est venu que des douleurs insuffisantes ; le seigle ergoté a réveillé un instant la contractilité utérine, mais l'administration d'un gramme et demi de cette substance n'a amené aucun résultat. L'écoulement des eaux date de 24 heures. Je touche, et reconnais que l'occiput repose un peu à gauche sous l'arcade du pubis ;

la tête est complètement dégagée du col de l'utérus ; elle remplit exactement la concavité du bassin. Les parties externes offrent une résistance assez considérable. Je remarque du côté de la fourchette un peu de sang vermeil. Mon avis étant conforme à celui de mon confrère qui pense qu'il y a lieu d'appliquer le forceps, nous nous mettons en mesure.

M. Ch... m'ayant déjà vu appliquer le forceps assemblé, désire s'en servir dans cette circonstance.

La main gauche est introduite *presque en entier* sous la tête ; puis le forceps, tenu comme une plume à écrire, est porté entre cette main et la tête ; mais le décroisement n'ayant pas été opéré assez tôt, les branches ont quelque peine à se séparer ; elles le font avec un certain bruit que j'évite ordinairement, en ayant le soin de décroiser avant que les cuillers superposées ne soient engagées trop avant sous la tête. L'évolution s'accomplit aussitôt sans obstacle, et, en 12 ou 15 secondes, le forceps est prêt à opérer l'extraction.

Le défaut de laxité des parties molles fait apporter à l'opérateur beaucoup de lenteur et de ménagement. Au bout de cinq minutes, le forceps amène un enfant sans vie. Le cordon est flasque et sans chaleur. Tous les soins sont prodigués, mais ils ne parviennent pas à ranimer cet enfant qui est d'un gros volume.

Réflexions. — Après avoir veillé à tout ce qui concerne la mère, j'examine la tête de l'enfant pour juger si les cuillers l'ont bien prise. Je trouve qu'elles répondent parfaitement aux tempes selon le diamètre occipito-mentonnier ; mais sur la région cervicale, derrière l'apophyse mastoïde, il existe à gauche deux empreintes de cuillers qui ne sont pas celles de mon forceps. Mon confrère me dit alors ce qu'il n'avait pas eu le temps de m'apprendre encore : qu'il avait, avant mon arrivée, appliqué la première branche du forceps ordinaire ; que, dans les tentatives du placement de la seconde, la précédente s'était dérangée; qu'il avait fallu recommencer ; qu'une seconde fois le même contre-temps avait eu lieu ; enfin , qu'après maints essais infructueux pour faire arriver la seconde branche à droite du bassin, mon assistance avait été réclamée.

La forte pression que la tête éprouvait dans l'excavation me rend compte des difficultés que mon confrère a rencontrées dans l'emploi des branches séparées. L'étroitesse de la vulve a dû ajouter beaucoup à ces difficultés , et on conçoit que la main n'ait pu s'introduire pour servir de conducteur à la seconde branche, sans déranger forcément la première. Je dois ajouter que cette même main n'avait pu pénétrer bien avant , puisque certaines marques restées sur les téguments qui recouvrent l'arcade sourcilière droite , prouvent que l'extrémité de la cuiller était allée heurter directement sur ce point non abrité sans doute par la main protectrice.

Après l'opération, M. Ch...... veut bien témoigner hautement de la supériorité du forceps assemblé sur le forceps disjoint ; et cependant je dois faire remarquer que le cas actuel présentait les conditions les moins favorables à l'état assemblé; car la tête était pressée de tous les côtés , et le déploiement avait lieu dans l'excavation pelvienne.

Je l'ai dit, les avantages sont d'autant plus marqués que l'application s'opère plus haut.

Ce fait nous prouve combien il est important d'introduire la main en entier pour soulever la tête et la protéger.

OBSERVATION 3e. — *Primipare, 52 heures de travail. Position occipito-pubienne. Application directe. Suites heureuses.*

Mme de J... de J... est venue faire ses couches à Apt. Cette dame, primipare, âgée de 26 ans, après deux jours de petit mal, est prise, le 22 Novembre 1846, à 6 heures du matin, de violentes douleurs expulsives. La poche des eaux est ouverte depuis quelques instants ; le grand mal continue toute la matinée ; la dilatation est complète ; l'utérus se contracte vivement ; cependant la tête, après avoir décrit de gauche au centre son mouvement de rotation, demeure arc-boutée derrière les pubis, occiput légèrement à gauche.

De onze heures à midi, les douleurs vont en s'affaiblissant. L'intérêt du fœtus me porte à ne pas retarder la délivrance par l'administration du seigle ergoté. Il ne s'agit pas ici d'une inertie utérine, mais de la résistance qui résulte du plancher périnéal, d'une tête volumineuse et d'une débilité consécutive.

Quoique la tête remplisse exactement la concavité du bassin, il me suffit de la soulever pour que l'introduction du forceps assemblé soit opérée, et pour que les deux branches se placent aisément sur les côtés de la tête. L'extraction n'offre rien de notable : enfant très-fort ; couches heureuses.

OBSERVATION 4e. — *35 ans, primipare, 30 heures de travail. Épuisement des forces. Forceps assemblé. État normal.*

Mlle X..., âgée de 35 ans, primipare, d'une forte complexion, est en travail depuis trente heures. De violents efforts ont conduit la tête au détroit inférieur, occiput derrière la symphyse du pubis. Mais alors l'inertie de l'utérus est complète, les eaux sont évacuées depuis huit heures. Ne jugeant l'expectation d'aucune utilité, j'ai recours au forceps assemblé. Malgré l'étroitesse de la vulve, augmentée par l'embonpoint de Mlle X..., le forceps est introduit sans difficulté sur la main gauche, et appliqué directement.

La tête a un diamètre au-dessus du terme moyen; tout se passe à l'état normal pour la mère et pour l'enfant (20 mai 1846).

OBSERVATION 5e. — *Primipare, trois jours de travail. Inertie par épuisement. Forceps disjoint. Forceps assemblé. Enfant mort. Couches heureuses.*

Le 23 Juillet 1839, Mme C..., d'Apt, âgée de 29 ans, primipare, est en travail depuis trois jours, lorsque les deux confrères qui l'assistent s'en adjoignent un troisième. Ceci se passe pendant que je prends les eaux minérales de Gréoulx.

D'après le rapport que m'en font plus tard les confrères, bien que le col soit complètement dilaté, la tête descend très-difficilement. La femme est fort replète. On juge à propos de lui pratiquer une saignée, puis de la mettre au bain; enfin, quand, après plusieurs heures d'attente, l'avis d'appliquer le forceps est adopté. Le fœtus, qui paraît d'un gros volume, a probablement cessé de vivre. Les eaux se sont écoulées depuis vingt heures. Le médecin de Mme C... procède à cette opération selon les règles ordinaires, en introduisant une branche qu'il donne à tenir à un aide, puis la seconde qu'il place également sur le côté de la tête et sur le côté du bassin, la tête étant arrivée à sa position directe occipito-pubienne. Après des tractions convenables, l'instrument lâche prise ; appliqué de nouveau pour la seconde fois, il ressort vide. Enfin, après de nouvelles tentatives, le premier confrère est remplacé par un second.

Au moment où celui-ci allait se servir du forceps ordinaire, on met entre ses mains le forceps assemblé que Mme Bernard avait été priée de prêter dans cette pénible circonstance. « Quoique nous n'en eussions pas étudié le » mécanisme avec soin — dit M. le Dr M...., nous n'hésitons » pas à l'appliquer, vu sa grande simplicité ; tenu de la » main droite, il est introduit sur la main gauche placée » sous la tête ; puis, retirant la main placée à l'intérieur, » je fais décrire aux cuillers leur évolution autour de la » tête. Celle-ci est saisie en aussi peu de temps qu'il en » faut pour placer une seule branche du forceps en » usage. Je me dispose à extraire, lorsque je m'aperçois » que l'instrument n'est pas complet, qu'il manque du » régulateur à l'aide duquel la fixité est assurée aux » cuillers en même temps que la compression est exercée. » Force m'est alors de recourir de nouveau au forceps » ordinaire, avec lequel, après des manœuvres qui, au » total, ont duré plus d'une heure, j'amène un enfant » mort, très-gros. La femme se rétablit assez prompte-» ment. »

OBSERVATION 6e. — *Primipare, quatre jours de travail, épuisement ; forceps assemblé. Fœtus putréfié. Rétablissement de la mère ; puis mort accidentelle.*

M. le docteur F......, de C........, est appelé, le 26 Novembre 1845, pour accoucher une femme en travail depuis quatre jours. Ce confrère ne voulant point prendre la responsabilité de l'opération, je suis demandé en consultation.

Après un travail régulier, la tête, arrivée au détroit inférieur, n'avait pu le franchir. Le fœtus d'abord paraissait vigoureux d'après ses mouvements; mais, depuis cinquante heures que l'utérus est à sec, le fœtus a cessé de vivre. Les contractions naturelles ou provoquées par le seigle ergoté se sont complètement éteintes; la femme est dans l'abattement moral et dans la prostration physique.

La tête repose au fond de la concavité du bassin, en position directe. L'indication étant évidente, je procède à l'instant à l'application du forceps assemblé. L'introduction et le placement des branches sont opérées en un instant, toujours sans le secours d'un aide. Malgré sa mollesse, la tête, saisie dans le meilleur sens, bi-pariétalement, est extraite aussitôt.

L'enfant a subi un commencement de putréfaction. J'apprends qu'à la suite de couches pénibles, le rétablissement n'a lieu que vers le quarantième jour. Les fonctions s'exécutaient bien, le médecin avait perdu la malade de vue, lorsque, le soixantième jour après l'accouchement, à la suite d'une indigestion causée par du pain frais, cette malheureuse meurt presque subitement.

OBSERVATION 7e. — *25 ans, primipare, trente-six heures de travail; inertie de l'utérus. Position occipito-pubienne. Application directe du forceps assemblé. Métro-péritonite. Mort.*

Mme B..... de C....., âgée de 25 ans, primipare, d'une constitution détériorée, ayant une déviation du rachis, s'épuise en douleurs dans un travail de trente-six heures, quoique la souffrance n'ait pas été bien vive.

Appelé alors par le confrère M. M.... qui assiste Mme B..., je reconnais au toucher que la tête est en position occipito-pubienne ; mais les contractions utérines sont nulles. A l'auscultation, le fœtus me paraît vivant. La poche est crevée depuis douze heures. Les conditions pour la délivrance sont bonnes. Il n'y a ni étroitesse du bassin, ni constriction des parties molles ; cependant un concours de circonstances fâcheuses inspire des appréhensions. Mme B..... est depuis quelques mois atteinte d'une gastro-entérite ; elle a la certitude que ses couches lui seront funestes, comme elles l'ont été à la première femme de M. B....., morte quelques jours après son premier accouchement. Moralement elle est frappée de la similitude de prénom qu'il y a entre elles

Un instant après mon arrivée, alors que je m'avance auprès de Mme B..... pour la disposer à recevoir le secours de mon ministère, tout à coup en regardant mes mains qu'elle croit déjà munies des instruments, elle est saisie d'un mouvement d'effroi qui la fait comme reculer d'horreur. Ce signe me paraît du plus mauvais augure ; il y a eu dans cette physionomie quelque chose de sinistre que je n'oublierai jamais. Ça été une sorte de délire, car Mme B..... ne se refuse nullement à ce qu'on la délivre.

La tête du fœtus, saisie en quelques secondes, est extraite sans que j'aie dérangé Mme B..... de la place qu'elle occupe dans son lit. Il m'a suffi de faire relever le bassin.

L'enfant, du sexe féminin, est chétif. La tête est d'un volume au-dessous de la moyenne.

A mon départ, Mme B... est parfaitement rassurée, et son état paraît normal. A cause de la grande distance, je ne puis revoir l'accouchée. Bientôt j'apprends qu'après deux jours de bien-être, Mme B.... a été prise, le troisième, d'une métro-péritonite des plus graves qui l'a enlevée le neuvième jour.

L'enfant n'ayant voulu prendre le sein d'aucune nourrice, s'est éteint d'inanition.

Les craintes que les idées sinistres de Mme B..., bien plus que son état physique, nous inspiraient, l'événement les a malheureusement justifiées.

L'esprit des femmes grosses est souvent assailli de fâcheux pressentiments démentis bientôt par une bonne issue. Au lieu de ces vagues produits de l'imagination , nous avons eu , dans ce cas, une de ces idées fixes profondément enracinées qui semblent émaner de la source prophétique où certains malades puisent l'annonce de leur fin prochaine.

Un léger délire avec prostration, survenu dans des circonstances pareilles , m'a toujours paru de mauvais augure.

OBSERVATION 8e.— *28 ans, primipare. 40 heures de travail. Position occipito-pubienne. Inertie de l'utérus. Application directe. État normal de la mère et de l'enfant.*

Depuis 40 heures, Mme J... (à Apt) est en travail ; la tête est descendue occiput en avant et à gauche ; mais tous les efforts utérins n'ont pu que lui faire opérer son mouvement de rotation. Le travail est allé en décroissant. Mme J.... s'alarme , se décourage. La matrice est à sec depuis six heures. Je déclare que si, après une heure de nouvelle attente, les douleurs ne reprennent pas, je procéderai à la délivrance. Ce délai expiré; les contractions ne se faisant point sentir et des signes de gastrite m'empêchant d'administrer le seigle ergoté , j'applique le forceps assemblé , en me bornant à faire approcher Mᵐᵉ J... du bord du lit. Le développement des cuillers a lieu sans difficulté , malgré la pression assez considérable de la tête. L'extraction ne présente rien de notable. L'enfant, du sexe féminin , est d'un volume moyen, il est vigoureux.

Mᵐᵉ J... fait, le 3ᵉ jour, un écart de régime qui lui ravive sa gastrite et l'empêche d'allaiter son enfant. Elle est rétablie la 2ᵉ semaine, 15 Juin 1847.

OBSERVATION 9ᵉ.— *19 ans , primipare. 24 heures de travail. Position occipito-pubienne directe. Application bi-pariétale directe. État normal.*

Mᵐᵉ Su..., d'Apt , âgée de 19 ans , primipare, tempérament sanguin , forte constitution , a eu pendant vingt heures un travail régulier. Quatre heures durant les efforts sont violents , et néanmoins la tête, située derrière la symphyse pubienne , en position directe , n'avance plus. La résistance du plancher périnéal est fort considérable. Les eaux se sont écoulées depuis cinq heures. Convient-il d'attendre que l'utérus , qui, d'un instant à l'autre, s'est contracté moins vivement jusques au point de rester inerte, reprenne la fonction expulsive ; ou bien vaut-il mieux ne pas se livrer à l'expectation et appliquer de suite le forceps ?

La reprise du travail est douteuse, et le moment où elle peut avoir lieu est inconnu. L'intervention de l'art n'offre aucune chance mauvaise à cause de la grande simplicité de l'opération dans ce cas ; je me décide donc à agir, et cela dans l'intérêt de l'enfant, dont la vie, après l'écoulement des eaux, peut être compromise par un séjour trop prolongé dans le canal pelvien.

L'application directe du forceps assemblé ne présente pas le plus petit incident; en quelques minutes j'amène un enfant vigoureux, du sexe masculin, dont la tête a, au diamètre bi-pariétal, 88 millimètres (3 pouces 3 lignes).

Tout se passe comme après l'accouchement le plus naturel. (30 Juin 1847.)

OBSERVATION 10e.—*22 ans, primipare. 24 heures de travail. Position occipito-pubienne. Application directe du forceps assemblé. État normal.*

Mme Ma..., primipare, est prise des douleurs de l'enfantement le 6 Août 1847, à 10 heures du matin. Le travail dure jusqu'au lendemain matin. Alors la dilatation est complète, et les douleurs expulsives se déclarent ; leur énergie va croissant pendant deux heures. Après ce temps, la tête, qui se présentait en position occipito-cotyloïdienne droite, a décrit son mouvement de rotation, et repose directement sur la ligne médiane du sacrum. Pendant une heure les douleurs vont en décroissant. Espérant les voir reprendre après un certain temps de suspension, je laisse Mme Ma... se reposer; puis, au bout d'une heure d'expectation, j'applique le forceps, cinq heures après l'évacuation des eaux. La tête du fœtus est d'un gros volume ; elle remplit exactement le canal vaginal qui la presse dans tous les sens. Mme Ma... est d'une petite stature, cependant l'évolution des cuillers s'opère sans difficulté. La tête est prise régulièrement par les côtés, et l'extraction d'un enfant du sexe féminin, mais d'un gros volume, a lieu en fort peu de temps.

Tout est normal pour la mère et pour l'enfant. (7 Août 1847.)

OBSERVATION 11e. — *Primipare, 24 ans. 10 heures de travail. Position occipito-pubienne. Rétrécissement du détroit inférieur. Déchirure de la commissure inférieure. Etat normal de la mère et de l'enfant.*

Mme Ch... de S..., primipare, âgée de 24 ans, arrivée heureusement au terme de sa grossesse, est prise des douleurs, le 6 Mai 1849, dans la soirée. A 4 heures du matin, l'utérus est suffisamment dilaté pour que la tête franchisse le col. Celle-ci décrit sa rotation de gauche à droite, et l'occiput, à 5 heures du matin, repose directement derrière la symphyse pubienne. Les contractions sont violentes ; les douleurs arrachent des cris aigus, et cependant la tête, qui paraît d'un gros volume, ne s'engage point sous l'arcade. Un examen attentif du détroit inférieur me fait constater une certaine étroitesse de l'arcade pubienne. D'autre part, la vulve est fort peu dilatée et le plancher périnéal très-résistant. Pendant une heure, Mme Ch..... s'épuise en vains efforts. Rien n'est changé par les violents assauts que la matrice livre aux obstacles qui s'opposent à la progression de la tête. Peu à peu le travail perd de son intensité. Depuis trois heures, l'utérus est vide. Jugeant le moment opportun pour l'application du forceps, je saisis sans peine la tête que je repousse au centre de l'excavation pelvienne. Sa sortie est difficile. Pour me tenir dans l'endroit le plus propice, j'appuie sur le centre du forceps afin de refouler la commissure inférieure et d'éviter le sommet de l'arcade. J'attends, pour retirer le forceps seul, que les bosses pariétales aient franchi les ischions, voulant livrer à la nature le soin de la dernière expulsion; lorsqu'un effort violent de la femme venant s'ajouter inopinément aux tractions ménagées que je faisais, la tête franchit brusquement la vulve, et cause au périnée une déchirure de 14 à 15 millimètres.

L'enfant ne donne aucun signe de vie, et je m'y attendais, car j'avais à peine constaté son existence avant d'intervenir avec l'instrument. Au bout d'un quart d'heure de soins, il crie et rentre dans les bonnes conditions où le place une forte constitution.

Couches à l'état normal.

OBSERVATION 12e. — *Primipare, deux jours de travail; inertie de l'utérus, éclampsie. Forceps assemblé; enfant apoplectique. — Suites heureuses pour la mère.*

Depuis quarante-huit heures, la femme Grangier de Goult est dans le travail de son premier enfant. Cette femme, âgée de 24 ans, est forte et bien conformée; néanmoins la délivrance n'arrive point. La matrone qui l'assiste, se déclarant incompétente, demande M. le docteur Ch....... Ce confrère constate la présence de la tête dans l'excavation pelvienne, et une forte pression par l'effet du retrait de l'utérus privé de ses eaux depuis quarante heures.

L'état de la femme lui paraît grave; celle-ci a éprouvé une attaque d'éclampsie pour laquelle une saignée a été pratiquée. Pour mettre sa responsabilité à couvert,

M. Ch.... demande que je lui sois adjoint et que j'opère.

La femme a le hoquet de temps en temps. Le *facies* est profondément altéré; le pouls, sans résistance, bat 110 fois à la minute; la respiration est courte, suspirieuse; tout révèle un épuisement des forces; et l'attaque éprouvée une fois me paraît au moment de se renouveler, tant je vois les yeux briller, le pouls prendre de la tension et vibrer, alors que des vestiges de contraction se font sentir.

La tête est en position occipito-intra-pubienne, mais très-pressée dans le vagin; l'utérus est durci d'une manière permanente.

Ne pouvant songer au seigle ergoté, nous nous hâtons d'appliquer le forceps.

Le tête est un peu soulevée par la main gauche, et, malgré la pression qu'elle éprouve dans tous les sens, le forceps assemblé la saisit en un instant. Après avoir tout disposé, j'amène l'enfant sans obstacle. Il porte deux tours de cordon autour du cou; il est mort apoplectique. Les membres sont dans un état de rigidité.

Tout va bien du côté de la mère. Le huitième jour après l'accouchement, elle me fait demander un nourrisson. Rétablissement rapide. 28 Novembre 1850.

OBSERVATION 13e. — *30 ans, primipare; 12 heures de travail; débilité générale; inertie de l'utérus; cordon autour du cou; asphyxie de l'enfant; retour à la vie. — Suites heureuses.*

La santé de Mme G..., née Sel....., a subi de profondes atteintes alors qu'elle était fille. Mariée depuis un an, à l'âge de 29 ans, sa grossesse a été remplie d'incommodités. Les derniers quinze jours , soir et matin , les avant-coureurs du travail se déclarent. Les douleurs durent une heure environ, puis disparaissent ; pouls débile, syncopes quotidiennes. A la fin, le 4 Octobre au soir, les contractions continuent ; Mme G... souffre toute la nuit ; le travail marche assez activement. A 3 heures et demie du matin, je trouve l'orifice assez dilaté pour admettre quatre travers de doigt. Occiput en avant et à gauche. A 4 heures, la poche des eaux s'ouvre spontanément. A partir de ce moment, les douleurs vont en s'affaiblissant et en s'éloignant.

Cette déplétion semble avoir porté aux forces une atteinte notable. Les défaillances se manifestent. La *parturiante* prend tantôt du bouillon, tantôt du café ; mais ses forces restent abattues, et les contractions sont très-faibles.

A 5 heures, je commence l'administration du seigle ergoté. 1 gramme et demi ne produit pas d'effet sensible; après une heure d'attente, voyant que rien ne dissipe l'inertie de l'utérus, j'ai recours au forceps.

L'application a lieu directement d'avant en arrière , l'occiput reposant derrière la symphyse du pubis et un peu à gauche. Au moment où l'instrument est introduit sous la tête, la contraction des muscles abdominaux amène la pression sur les cuillers; il me faut attendre , pour opérer l'évolution, que la contraction ait cessé. Le placement des cuillers a lieu sans difficulté. L'extraction exige quelques efforts. A la fin, j'ouvre le forceps pour prévenir la rupture du périnée. Le cou est entouré par le cordon. L'enfant naît asphyxié, mais les soins appropriés le rendent à la vie.

Couches à l'état normal. 5 Octobre 1851.

Observation 14e. — 38 *ans*, *primipare*. *Perte utérine ; insertion du placenta au bord de l'orifice ; inertie.
Forceps assemblé ; deux jumeaux.*

Félicité Allemand (S.......), âgée de 38 ans, primipare, éprouve, aux environs du septième mois de la
grossesse, une perte utérine qui, dans l'espace de quinze
jours, s'est renouvelée cinq ou six fois, après avoir duré
de deux à six heures.

Hier, 22 Juin 1852, la sage-femme du lieu m'ayant demandé mon avis, je soupçonne une implantation du
placenta sur l'orifice de l'utérus. Le même jour, elle
m'apprend que la dilatation a acquis la largeur d'un
franc, que la perte a été forte dans la journée, et qu'en
ce moment il n'y a aucun signe de travail. En attendant
que je puisse me rendre auprès de la femme, je prescris
le tamponnement vaginal.

Le 23 au matin, je trouve le travail de la nuit assez
avancé. L'orifice a acquis une largeur de 2 centimètres
et demi. L'hémorrhagie a reparu quelques heures avant
mon arrivée, mais elle est suspendue en ce moment.
D'abord je ne touche que les membranes ; puis un caillot
me conduit à reconnaître l'arrière-faix greffé sur le
segment postérieur et gauche du col de l'utérus. Depuis
vingt-quatre heures, aucun mouvement fœtal n'a été
perçu.

Je me borne à donner à la femme une position convenable, et à soutenir ses forces déjà fort altérées. Le
pouls bat 110 fois à la minute ; la face est décolorée.
Je n'ai qu'à attendre la continuation du travail.

A 11 heures, la dilatation est assez avancée pour que

l'expulsion ait lieu spontanément si l'action utérine est suffisante ; mais, depuis que les membranes se sont ouvertes, il y a de cela une heure, le travail s'est ralenti. Les douleurs ne reviennent que d'un quart d'heure à l'autre, et, quoique la tête ne soit pas d'un gros volume, je crains que la grande débilité provenant de l'hémorrhagie antérieure ne soit une source d'indication du forceps. Après une heure d'expectative, durant laquelle l'utérus tombe de plus en plus dans l'inertie, je constate que la tête n'a nullement bougé. A cet instant, la sortie d'un caillot aplati et ayant la largeur de la main me fait redouter la réapparition de la perte. Aussitôt je procède à l'application du forceps.

La femme est laissée dans son lit.

La tête du fœtus, en position occipito-antérieure droite, a plongé dans l'excavation pelvienne ; elle est tout-à-fait dégagée de l'utérus. C'est sur la main droite que je devrais conduire l'instrument ; mais la main gauche ayant sans difficulté ramené la tête de droite à gauche en position directe occipito-pubienne, je me sers de cette main pour surveiller le développement du forceps. La tête qui est assez fortement pressée, soit sur le sacrum, soit sur la marge postérieure du détroit supérieur, est soulevée, et les branches, décroisées au moment où elles s'engagent sous la tête, se placent à l'instant sur les côtés de celle-ci. Le diamètre bi-pariétal est de 81 millimètres (3 pouces). L'extraction a lieu en quelques minutes.

La perte est assez abondante. Le placenta se présente. Je m'occupe de son extraction, lorsque, de prime-abord, je reconnais à travers les membranes d'une deuxième poche les pieds d'un second fœtus. A l'aide du pouce et de l'index fortement rapprochés, alors qu'ils ont eu saisi un pied, je romps les membranes et j'extrais ce fœtus, moins volumineux que le premier. La perte continue; elle vient du côté gauche. Pendant que la face dorsale de ma main droite cherche à tamponner, les doigts détruisent avec précaution les adhérences placentaires qui restent en arrière et au bord de l'orifice utérin. J'ai à me hâter; la femme s'affaiblit. Au moment où j'amène l'arrière-faix, elle est prise d'une attaque convulsive qui dure de trois à quatre secondes. Je suspends l'extraction, craignant que la mort n'arrive; puis j'achève d'extraire. En ce moment la femme s'évanouit; un morceau de linge, destiné à favoriser la formation du caillot, est à l'instant introduit dans le vagin, et les cuisses sont rapprochées l'une de l'autre. Je n'ai pas besoin de recourir à la compression de l'aorte.

La syncope se dissipe pour reprendre l'instant d'après. Cependant l'utérus est parfaitement rétracté; la perte ne reparaît pas. Peu à peu, sous l'influence de quelques prises de bouillon, le pouls se relève et la réaction commence.

Les deux enfants pleurent avec assez de vigueur. Ce sont deux garçons.

Le 24, la sage-femme m'informe que l'accouchée lui paraît dans un état normal. Le dernier né, plus chétif que le premier, est près de s'éteindre. 24 Juin 1852. Le second a succombé aussi, et la femme, bien rétablie, allaite un nourrisson. (21 Juillet 1852.)

Observation 14ᵉ *bis* (1).—*Primipare. 36 heures de travail; trouble cérébral; épuisement des forces utérines; danger pour le fœtus; application directe. État normal.*

Mᵐᵉ de L....., âgée de 20 ans, d'une forte complexion, est venue faire ses couches à Apt. Aux environs du terme de la grossesse, j'examine le ventre et je touche à l'intérieur, à l'effet de savoir à quelle présentation j'aurai affaire. L'orifice est très-haut et très en arrière; aucune partie du fœtus ne peut être perçue même à travers la paroi de l'utérus.

A la forme transversale du ventre, je diagnostique une présentation du tronc. Au bout de quelques jours, à l'aide de manipulations extérieures, d'un bandage approprié et de la position, le ventre change de forme.

Le travail commence le jour de Pâques 1854, à midi, immédiatement après que Mᵐᵉ de L..... a été sortie d'une solennité où elle a ressenti les vives secousses que lui ont occasionnées les vibrations d'une musique militaire. Le lendemain, lundi, vingt-quatre heures de douleurs assez suivies ont amené une dilatation de 5 centimètres: c'est la tête qui se présente occiput en avant et à gauche. Le col est toujours très en arrière.

De midi à 6 heures du soir, la dilatation se complète, la tête plonge dans l'excavation. Arrivée à ce point, c'est en vain que l'utérus réagit très-vivement; la progression est nulle. Après une heure de violentes contractions, nous n'avons rien gagné; tandis que, du côté des forces physiques

----

(1) Pour conserver à chaque observation le numéro qu'elle a dans mon mémoire publié par la *Société des sciences médicales et naturelles de Bruxelles*, j'ai marqué d'un *bis* ou d'un *ter* les observations recueillies depuis cette époque.

et du moral de Mme de L....., nous avons vu décroître cette énergie, ce courage qui s'étaient maintenus jusqu'à ce moment. Bientôt à l'abattement du corps se joint une irritabilité nerveuse excessive. Peu à peu la tête s'exalte, et les signes avant-coureurs du délire se manifestent. Pendant quelques heures l'excitation cérébrale va croissant, tandis que l'utérus perd de son activité.

La poche des eaux est ouverte, le liquide s'écoule, et la matrice se contracte de cinq en cinq minutes : mais trop faiblement pour imprimer au fœtus une marche progressive. D'un instant à l'autre, la position de celui-ci devient plus critique. Le temps du repos auquel se livre parfois l'utérus me paraissant suffisant, et l'extrême agitation de Mme de L...... ne me permettant pas d'attendre les effets du seigle ergoté dont je viens d'administrer une première dose, je saisis mon forceps.

L'opération n'offre rien de notable quant à l'application instantanée de l'instrument. Mais l'extraction présente des difficultés ; elles proviennent de l'engagement des épaules au détroit supérieur. Au moment où la tête n'a plus qu'à franchir le détroit inférieur, je retire le forceps, et, quelques légères contractions aidant, la tête opère sa sortie. De nouveau les épaules forment obstacle un instant.

L'enfant, de couleur violacée, est semi-apoplectique. La saignée pratiquée par la section du cordon le ramène à son état normal.

Suites heureuses, entravées seulement par des dépôts multiples au sein. 5 Mai 1854.

Réflexions. — Les quinze applications de forceps assemblé faites à l'occasion de cette position consécutive — occipito-intra-pubienne —, ont eu lieu chez des primipares. L'inertie de l'utérus, résultat d'une trop grande résistance du plancher périnéal et de l'étroitesse des parties molles, a, dans la plupart des cas, fourni l'indication. Deux fois seulement de graves complications se sont ajoutées à l'inertie. En moyenne, le travail a duré quarante-deux heures.

Malgré la pression de la tête dans l'excavation pelvienne, les cuillers ont accompli leur mouvement circulaire; et, dans un cas où des mains expérimentées avaient rencontré de sérieux obstacles à l'emploi des branches séparées, les branches réunies, introduites sous la tête soulevée par la main conductrice, se sont placées sans difficulté.

ART. II. — OCCIPUT EN ARRIÈRE.

§ Ier. — *Position occipito-intra-sacrée.*

FIG. 15.

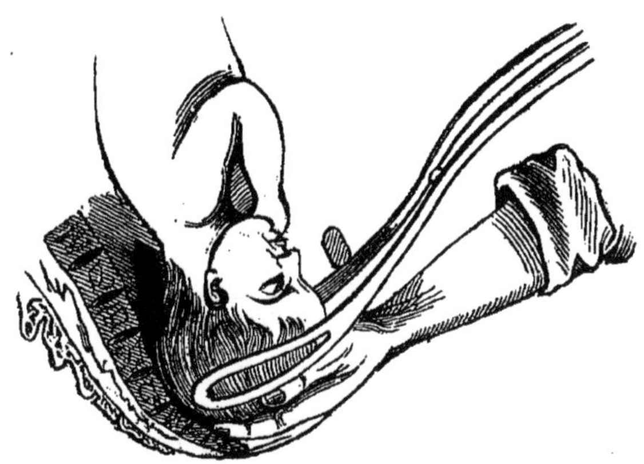

1.

A. *Position de la tête.* L'occiput répond au sacrum et le front à la symphyse pubienne.

L'occiput doit se dégager devant la commissure postérieure.

A. *L'application* du forceps assemblé se fait de la même manière que dans la position précédente. Même *décubitus.*

Elle a lieu directement sur les côtés de la tête et sur les côtés du bassin.

La courbure sur les bords répond à la face.

84

2.

B. L'occiput devant glisser sur la gouttière périnéale et se dégager, s'il se peut, le premier, la tête doit, à mesure qu'elle est extraite, rester fortement fléchie sur le sternum.

B. Dans l'extraction, afin que la tête reste dans la flexion, il faut que les cuillers portent plus sur le segment postérieur de la tête que sur l'antérieur. Dans les efforts de l'opérateur, les manches de l'instrument seront donc tenus moins abaissés que dans le cas précédent, afin que les cuillers ne soient pas ramenées trop en avant.

3.

C. L'occiput a été amené par les tractions sur la commissure postérieure de la vulve.

Le périnée subit une distension plus considérable que dans la position occipito-pubienne, et se trouve plus exposé.

C. Il faut, dès lors, ne pas continuer à décrire avec les manches du forceps un arc de cercle qui aille aboutir sur l'abdomen de la femme, mais les abaisser sur le périnée pour que le front et la face se dégagent de dessous la commissure antérieure de la vulve, à peu près en même temps que l'occiput.

4.

D. Il existe quelques contractions utérines qui font espérer qu'une seule branche suffira au dernier moment.

D. Profiter de ces contractions pour retirer une branche du forceps, ou toutes les deux.

5.

E. Il y a lieu de renoncer à l'état assemblé.

E. L'application des *branches séparées* ne diffère en rien de celle décrite pour la position précédente.

CLINIQUE DE LA POSITION OCCIPITO-INTRA-SACRÉE.

OBSERVATION 15e. — *Multipare ; trois jours de travail ; forceps assemblé ; cordon autour du cou ; enfant semi-apoplectique ; rétablissement de la mère et de l'enfant.*

M. le docteur Ch....... veut bien m'adjoindre à lui dans le cas suivant :

La fermière du Maire de S....... est dans les douleurs de l'enfantement depuis trois jours complets. A notre arrivée, le travail est suspendu. Les mouvements actifs du fœtus, quoique faiblement perçus par la femme, témoignent encore de l'existence de celui-là. La sage-femme rapporte que les douleurs se sont éteintes peu après la rupture de la poche de eaux, laquelle date de la veille.

11 heures. Le toucher nous fait constater une position occipito-postérieure un peu à droite. La vulve et le vagin sont facilement dilatables chez cette femme arrivée à son quatrième accouchement. Le col de l'utérus s'est retiré très-haut ; il est souple et très-dilaté. L'occiput repose dans la concavité du sacrum et le front derrière la symphyse pubienne. Le bassin est bien conformé.

L'indication du forceps nous paraît devoir se fonder, dans ce cas, autant sur l'inertie de l'utérus que sur la position de la tête. *Application directe intra-pelvienne du forceps assemblé.* Ma main gauche, introduite dans le vagin, se place sous la tête et répond en haut à la suture médiane, et en bas, par la face dorsale, à la ligne médiane du sacrum.

Le forceps tenu de la main droite est conduit sous la tête, puis décroisé. Alors, par une concordance harmonique des trois mouvements suivants, *l'instrument pénètre, les cuillers se déploient, et les manches s'abaissent;* en quelques secondes, l'application est faite.

Je confie l'extraction à mon confrère qui, en quelques minutes et sans le moindre incident, amène l'enfant. La restitution de la face vers l'aine gauche nous dit que la position primitive a été occipito-postérieure droite.

Examen de l'enfant. — La tête, d'un volume moyen,

parfaitement saisie, n'offre aucune marque des cuillers, ni sur le sommet, ni sur le lieu de la prise. Dans le déploiement, les pavillons des oreilles ont été renversés de bas en haut, et tenus appliqués dans ce sens. Dès que le forceps est ouvert, ils reprennent leur position naturelle.

L'aspect de l'enfant est apoplectique. Le cou est enlacé de deux tours de cordon. L'écoulement qui résulte de la section de celui-ci ranime l'enfant. Peu après, il pleure avec vigueur.

Suites naturelles. 25 Juillet 1836.

CHAPITRE DEUXIÈME.

POSITIONS OBLIQUES.

ART. Ier. — OCCIPUT EN AVANT.

§ Ier. — *Position occipito-intra-cotyloïdienne gauche.*

FIG. 16.

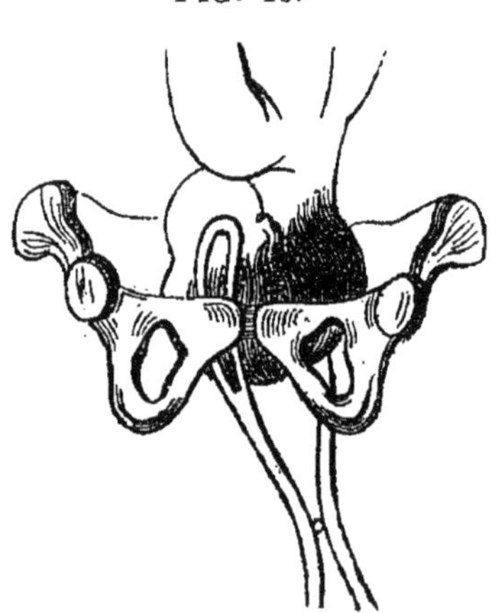

A. L'occiput est à gauche et en avant, derrière la cavité cotyloïde gauche. Le front en arrière et à droite sur la symphyse sacroiliaque droite. L'occiput doit sortir le premier.

Signes. En touchant avec la main gauche, on trouve un petit vide entre la tête et le pubis.

A. Ramener l'occiput en avant; *décubitus* sur le côté droit.

L'application du forceps assemblé doit être faite *obliquement* de gauche à droite, par rapport au bassin, afin qu'elle ait lieu dans le sens du diamètre bipariétal. Pendant que la main gauche soulève la tête, la main droite applique le forceps selon les préceptes généraux, en imprimant à l'ensemble de l'instrument un mouvement de propulsion *de gauche à droite, et de bas en haut du bassin.* A mesure que les cuillers se déploient, la branche gauche se place devant l'échancrure sciatique gauche, et la droite derrière le trou ovalaire droit, pour embrasser exactement les côtés de la tête.

Le bord concave des cuillers regarde ainsi obliquement en avant et à gauche, et l'extrémité du manche est un peu inclinée de ce côté.

Si la cuiller destinée à droite n'arrivait pas d'emblée à sa destination, c'est-à-dire si, par l'effet du déploiement, elle ne complétait pas son mouvement de spirale, la main gauche la conduirait, tandis que la main droite se porterait sur le manche de cette branche pour aider à sa marche.

La séparation des branches est indiquée. — La branche droite qui doit être ramenée en avant offrant le plus de difficultés, sera appliquée la première d'après l'un des procédés décrits chapitre deuxième, art. II, § II du manuel opératoire.

Mouvement de rotation. — Quand la tête a été saisie, en même temps que l'on exerce les tractions dans le sens de l'axe de l'excavation pelvienne pour faire engager la tête dans le détroit inférieur, on imprime aux manches un mouvement de rotation de gauche à droite du bassin, et de bas en haut, de manière à ramener le bord concave des cuillers directement, ou presque directement en avant. L'occiput est ainsi ramené derrière, puis sous la symphyse pubienne.

La rotation exécutée, tout se passe, quant à l'extraction, comme dans la position occipito-pubienne.

CLINIQUE DE LA POSITION INTRA-COTYLOIDIENNE GAUCHE.

OBSERVATION 16e. — *Primipare, 34 ans, trois jours de travail, inertie. Seigle ergoté sans résultat. Forceps assemblé. Suites normales.*

Mme F. L..., de Céreste (Basses-Alpes), âgée de 34 ans, primipare, tempérament nerveux, constitution délicate, au terme de la gestation, ressent les premières douleurs le samedi 23 Juillet 1836. Le dimanche, le travail devient plus actif ; le lundi, il continue avec énergie, les eaux s'écoulent ; le mardi, l'accouchement se faisant trop attendre, on réclame les soins de M. Chas..., médecin à Céreste. M. Chas..., voyant que la matrice est tombée dans l'inertie à la suite de contractions vives et prolongées, et qu'aucun obstacle, provenant soit de la position du fœtus, soit des organes de la génération, ne s'oppose à la sortie de la tête, administre le seigle ergoté à la dose d'un gramme divisé en plusieurs prises. L'effet du médicament suit de près l'administration ; les douleurs reprennent avec vigueur, mais sans progrès réel pour la descente de la tête. Dans la journée, j'arrive auprès de Mme L...

Mme L... ressent, à de petits intervalles, des douleurs vives qui semblent porter plutôt sur le centre de l'abdomen que sur les reins et sur le col de l'utérus. Ce viscère forme une tumeur ovoïde un peu plus proéminente à droite. Le ventre est sensible à une légère pression. Les mouvements actifs du fœtus ont été perçus depuis peu. Mme L..., fatiguée par la longueur du travail, pousse des cris aigus, s'agite et implore des secours qui la délivrent. A l'accélération , à la fréquence du pouls se joignent la coloration de la face, une chaleur brûlante à la peau , les angoisses morales et cet aspect brillant des yeux qui souvent précède les accidents nerveux. L'utérus est à sec depuis dix heures.

Toucher. — La vulve admet les doigts avec une certaire difficulté. L'occiput repose derrière la cavité cotyloïde gauche. Entre le pubis droit et la tête, il existe un espace libre qui permet aux doigts de s'insinuer. Le col de l'utérus non encore très-dilaté presse assez fortement la tête; il paraît un peu rigide.

Après une heure d'observation, durant laquelle nous voyons disparaître une à une toutes les chances de délivrance spontanée, et après plusieurs explorations qui ont servi à dilater les parties molles, nous fondons sur les faits suivants l'indication du forceps.

Le travail est arrivé à la fin du troisième jour. Pour opérer la dilatation de l'orifice, les douleurs ont été vives et longues ; la tête néanmoins, obliquement située , est à peine engagée dans l'excavation pelvienne. Le seigle ergoté a tiré l'utérus de son inertie par épuisement; mais, quoique son action ait été énergique, les contractions expulsives sont demeurées au-dessous du degré voulu. La continuation des douleurs peut à la fin amener des accidents nerveux cérébraux. Il faut agir.

Application oblique droite du forceps assemblé. — Tout étant disposé comme pour le forceps ordinaire, après m'être de nouveau assuré de la position, j'introduis peu à peu la main gauche dans le vagin, jusqu'à insinuer mes doigts dans l'orifice de l'utérus. La face dorsale de la main répond obliquement à l'échancrure sciatique et à la symphyse sacro-iliaque droites, tandis que la palmaire est parallèle à la suture médiane de la tête. Alors ma main droite saisissant le forceps au point de jonction des deux branches, et le tenant comme il a été dit, présente à la vulve la double cuiller dans le sens transversal et un peu oblique. A mesure que la cuiller s'introduit sans éprouver de résistance ni de la part des bords latéraux, ni du côté de la commissure supérieure évitée autant que possible par la pression sur la main conductrice, les manches sont abaissés et ramenés peu à peu dans une direction horizontale. Arrivé au point où la tête est assez fortement pressée sur ma main par l'utérus, j'opère le décroisement des branches ; au moment où elles ne forment plus qu'une cuiller unique ayant accompli le quart environ de leur évolution, je les fais pénétrer entre ma main et le col de la matrice. La pression exercée sur les manches continue de faire développer librement le forceps. Après avoir surveillé l'application, ma main se retire et vient aider à achever le déploiement de la branche qui lui correspond.

Le forceps est placé obliquement, les crochets se trouvent un peu plus près de la cuisse gauche.

Rotation. — Par un double mouvement d'abaissement de haut en bas selon l'axe de l'excavation, et de circumduction des crochets de gauche à droite, je fais décrire à la tête son mouvement de rotation ; c'est au moins ce que je crois faire. Le forceps a obéi à mes mouvements, et la tête est un peu descendue. Les crochets répondent à la ligne médiane du corps.

Extraction. — Pour amener la tête, une assez grande force est déployée. La difficulté de sa marche provient de deux causes :

1º De la direction de la tête qui, au lieu d'avoir complètement obéi à la manœuvre de la rotation, a conservé un peu d'obliquité ;

2º De l'étroitesse de la vulve, que mon confrère refoule avec ménagement du côté des cuillers.

Je mets de la lenteur à extraire l'enfant. Le périnée est bien soutenu, et, en cinq minutes environ, la tête est amenée. Le corps suit immédiatement, puis le placenta. L'enfant crie avec vigueur. La femme reçoit les soins d'usage.

Examen de l'enfant. — Des deux branches, une seule a marqué une ligne rouge sur la partie externe du front. Nulle autre empreinte ne s'offre à nos recherches. La circonstance de la tête qui ne cède point au mouvement imprimé par le forceps appliqué obliquement, est aussi commune que celle dans laquelle la tête décrit le mouvement de rotation aux premières tractions opérées avec l'instrument appliqué directement selon le bassin.

Le défaut de pression suffisante a été cause que la tête n'a point obéi en entier au mouvement de rotation. Primitivement l'application n'a pas été moins méthodique. Elle a été exécutée avec une promptitude telle que j'ai vu M. Chas..., à qui d'avance je n'avais pas montré mon forceps, se retourner pour me donner la seconde branche, alors que l'application du forceps avait eu lieu en totalité et d'emblée. Les suites sont naturelles.

C'est là ma première application du forceps assemblé.
(25 Juillet 1836.)

OBSERVATION 17e. — *Primipare , 39 ans , 24 heures de
travail , inertie ; forceps assemblé. État normal.*

Mme Bres..., d'Apt, âgée de 39 ans , primipare, af-
fectée d'une déviation du rachis, ressent le petit mal
dans la nuit du 20 au 21 Février 1841. A 8 heures du
matin, je suis demandé; la dilatation est égale à une
pièce de 5 francs. Les douleurs se succèdent; peu à peu
elles prennent de l'énergie. A midi, la dilatation du col
est très-avancée; la poche crève, les douleurs redou-
blent, la tête plonge en position occipito-cotyloïdienne
gauche; mais au moment où l'occiput devrait décrire
son mouvement de rotation, les douleurs diminuent d'intensité, la tête ne se fléchit point. D'une heure à 4 ,
le travail languit. Les contractions, en perdant de leur
énergie , vont en s'éloignant les unes des autres. Cependant la longueur du travail et l'évacuation totale des
eaux pouvant compromettre la vie du fœtus, je me décide
à appliquer le forceps.

Pour épargner à la femme l'appareil des préparatifs,
je la laisse assise sur un fauteuil , les pieds appuyés sur
deux tabourets.

Sans relever les robes, ayant seulement le soin de
faire tenir les cuisses de la femme écartées, j'introduis
le forceps assemblé un peu obliquement de gauche à
droite par rapport au bassin. L'application est faite
instantanément. La tête est bien saisie. Les efforts d'extraction commencent. Secondés par une conctration utérine , ils obtiennent aussitôt un commencement de bon

résultat. La tête achève son mouvement de rotation ; en quelques minutes, la délivrance est complète.

L'enfant, qui ne porte aucune marque du forceps, jouit d'une bonne santé, et la femme n'aurait pas senti la présence de l'instrument, si, avant d'opérer, je n'avais pas cru devoir l'en avertir. Les couches sont naturelles.

OBSERVATION 18e — *Multipare, 24 heures de travail, faiblesse générale ; forceps assemblé. Couches naturelles.*

Françoise G..., rentière à M. T..., près Apt, ayant déjà accouché deux fois heureusement, arrive au terme de sa grossesse dans un état de débilité générale causée par une maladie essuyée l'année précédente. Le 19 Octobre 1841, les douleurs se déclarent dans le courant de la journée. A 4 heures, le travail marchant activement, je suis demandé. A mon arrivée, les douleurs ne sont ni régulières ni intenses ; néanmoins le col est souple, mince, et l'orifice a acquis environ 52 millimètres de largeur. Je reconnais une présentation antérieure gauche de l'occiput. A 5 heures, l'orifice a peu gagné en dilatation, malgré la longueur du travail; pour activer celui-ci, j'ouvre la poche des eaux qui fait saillie dans le vagin.

A 7 heures, la dilatation est complète, mais la tête ne chemine point, les contractions languissent ; de plus en plus elles se distancent et s'affaiblissent. Le moment est venu d'agir ou par la voie intérieure à l'aide du seigle ergoté, ou par le forceps. Ce dernier moyen étant à mes yeux et plus sûr et plus prompt que le seigle ergoté, je procède à l'application du forceps assemblé.

Elle a lieu obliquement de gauche à droite, comme

dans le cas précédent, la femme étant assise sur son mari.

La tête me paraît remplir exactement la concavité du bassin; je fais décrire une évolution étendue ; puis, après qu'elle a eu lieu sans obstacle, jusqu'aux deux tiers, j'agrandis l'espace qui sépare les cuillers , et la saisie de la tête est achevée.

L'extraction n'offre rien de remarquable; en quelques minutes, la femme est délivrée.

La tête a un diamètre bi-pariétal un peu au-dessous du moyen. Il existe à chaque tempe , à des endroits parfaitement correspondants, deux légères traces qui disparaissent le lendemain.

État normal de la mère et de l'enfant.

OBSERVATIONS 19e, 20e et 21e. — Mme Grim..., de Paris, momentanément à Apt, Mme Cr... et Mme T. ., d'Apt, ont, dans leurs accouchements, présenté des circonstances tellement analogues, que je trouve superflu de donner l'historique séparé de chaque observation. Mme T..... aurait ignoré qu'elle avait été accouchée par le forceps si je ne le lui avais appris après le fait.

Chez toutes les trois, il y avait eu des couches antérieures. Le travail a marché activement et régulièrement jusques au point où la dilatation a été complète; mais au moment où il aurait fallu une augmentation de douleur pour que la tête fît son mouvement de rotation, l'utérus est tombé dans l'inertie. C'est après une expectation de plusieurs heures, et alors que l'utérus était à sec depuis assez longtemps, que j'ai appliqué le forceps assemblé obliquement, comme dans les cas précédents. Tout a été de la plus grande simplicité quant à l'opération ; et , dans ces trois cas, je ne vois rien qui ait distingué les couches de celles qui sont le plus naturelles. Les trois enfants, l'un du sexe masculin et deux du féminin, avaient tous une tête volumineuse. Ils sont pleins de vie.

Observation 22e. — *Variété de la position occipito-cotyloïdienne gauche ; fœtus mort apoplectique ; suites heureuses pour la mère.*

Le 16 Octobre 1850, la femme Car..., de Bonnieux , mère de trois enfants venus heureusement au monde , quoique avec peine, à cause de leur volume considérable, est prise des douleurs de l'enfantement. La nuit suivante, les eaux s'échappent spontanément. Dans la journée du 17, les douleurs semblent s'éteindre. M. le docteur T....., appelé dans la soirée, administre le seigle ergoté : sous l'influence de cet agent, les contractions se réveillent, mais la tête garde sa position, et l'inertie devient bientôt plus prononcée encore. Dans l'intérêt du fœtus , qui depuis peu a remué, mon confrère propose l'emploi du forceps ; mais les parents ayant montré de l'hésitation à accepter ce moyen de délivrance, l'expectation se prolonge jusques au 18.

Le 18, demandé en consultation, je me rends à Bonnieux à 10 heures du matin. L'état de cette femme ne me paraît point mauvais malgré la longueur du travail qui dure depuis cinquante heures. L'utérus est à sec depuis vingt-cinq heures. La tête se présente en position occipito-cotyloïdienne gauche, mais dans un état de déviation qui fait que le pariétal gauche répond au centre du bassin.

La tête, assez fortement pressée dans l'excavation pelvienne, paraît d'un gros volume ; elle porte au lieu le plus déclive une tumeur œdémateuse qui fait croire au premier abord que la tête est descendue plus bas qu'elle ne l'est réellement. A mesure que je soulève celle-ci, il s'échappe une matière mêlée d'une eau salie par du méconium. L'inertie est profonde. La dilatation est complète ; le col s'est retiré très-haut. Signes de la vie du fœtus négatifs.

L'application du forceps étant à l'instant résolue, je saisis la tête un peu obliquement par rapport au bassin : les tractions sont assez fortes ; mais, deux fois de suite, je sens la tête s'affaisser sous l'instrument qui n'a gagné que peu de chose dans sa progression. La troisième saisie est plus heureuse : l'obstacle a été vaincu, la rotation s'est en partie opérée, et il y a eu un peu de descente. Mais sentant que le forceps allait perdre de nouveau sa prise, je le réapplique en ayant le soin de serrer plus fortement les cuillers sur le lieu de leur application. L'extraction d'un enfant qui avait succombé à la suite de l'apoplexie a lieu au bout de quelques instants.

Avant de déplacer la femme, j'amène l'arrière-faix. L'enfant, du sexe féminin, est fort gros. La tête, tuméfiée, porte, sur l'arcade frontale droite, l'empreinte de la branche placée à droite du bassin, et derrière l'oreille, sur l'occipital, l'empreinte de l'autre branche. Ce diamètre mesuré a 94 millimètres (3 pouces 6 lignes).

Réflexions.—C'est la première fois que je vois le forceps assemblé lâcher prise avec cette facilité. Si j'en recherche les causes, je les trouve : 1o dans la mollesse de la tête après la mort ; 2o dans une compression insuffisante ; 3o dans la prise diagonale de la tête inclinée. Je n'avais aucun moyen de remédier à la mollesse de la tête ; mais, après deux mécomptes, m'étant ravisé sur l'insuffisance de la pression, j'ai pu faire exécuter à la tête un petit mouvement rotatoire, et terminer sans peine l'opération dont la durée totale a été d'un quart d'heure, chaque application n'ayant exigé que quelques secondes. Peut-être eussé-je évité une partie des difficultés si j'avais saisi tout d'abord la tête bi-pariétalement, en faisant remonter la branche droite un peu plus près de la symphyse sacro-iliaque. C'est une précaution qui doit être prise alors que la tête est molle, et qu'elle exige, à cause des obstacles, des tractions assez considérables.

Suites heureuses.

OBSERVATION 23e. — *Primipare, 32 ans, travail lan-guissant ; perforation prématurée des membranes, con-traction permanente de l'utérus. Inefficacité de la saignée; application du forceps assemblé ; rétablissement de la mère ; mort de l'enfant au bout de 24 heures.*

Mme M..., de C..., âgée de 32 ans, est prise des douleurs le 30 Décembre 1850 dans l'après-midi. La sage-femme du lieu, appelée dans la soirée, trouvant que le travail marche trop lentement, ouvre la poche des eaux alors que l'orifice a acquis à peine la largeur d'une pièce de 2 à 3 francs; il est 2 heures après minuit. Dès lors les eaux s'écoulent à chaque douleur, mais les contractions sont faibles et languissantes. La dilatation s'opère très-lentement.

M. le docteur Ter..., attribuant le défaut de contrac-tilité de l'utérus à un état de pléthore sanguine qui se traduit par des signes évidents, pratique au bras une saignée de 500 grammes environ. Cette évacuation n'ac-tive pas le travail. A 4 heures du soir, je suis demandé. A 6 heures et demie, je trouve Mme M... dans l'état suivant : l'ensemble des phénomènes n'a rien d'inquiétant. La tête du fœtus se présente occiput à gauche. La dilatation de l'utérus est complète, mais les bords de l'orifice offrent une résistance partagée par le corps du viscère. Les douleurs qui se reproduisent tous les quarts d'heure ajoutent peu à la dureté de la matrice qui paraît dans un état de contraction permanente.

Tout indique que le fœtus est en vie. Nous sommes d'avis de temporiser avant d'appliquer le forceps. Le froid de la saison éloigne de nous l'idée de mettre Mme M... au bain.

Après une heure et demie d'attente, le travail a produit trop peu d'effet pour que nous comptions sur les forces de l'utérus quant à l'expulsion du produit. La tête n'a pas encore exécuté son mouvement de rotation, et la résistance des parties molles est trop forte pour que les faibles contractions qui existent puissent en triompher.

Le forceps assemblé, introduit sur la main gauche, décrit en un instant son évolution autour de la tête ; mais soit que je n'aie pas serré suffisamment les cuillers, soit que la tête s'arc-boute contre le pubis, malgré les mouvements en sens divers que je lui imprime, le forceps lâche prise. Réappliqué de nouveau en un instant, de nouveau je le sens descendre sans obstacle. *Alors je pousse la pression plus loin.* Cette fois la tête est solidement saisie, mais elle ne résiste pas moins. Évidemment les difficultés viennent de ce que la matrice, fortement appliquée sur le produit, exerce sur lui une pression *rétentrice.* Attendant le moment d'un léger relâchement, je parviens à faire descendre un peu la tête. Elle décrit sa rotation ; puis je l'extrais avec lenteur, ayant le soin de retirer l'instrument avant la fin, dans la vue de ménager le périnée.

L'enfant, du sexe féminin, est de couleur complètement

violacée. Nous laissons saigner le cordon assez abondamment, et nous voyons l'enfant rentrer dans un état normal. On pouvait espérer de le conserver à la vie; mais la congestion cérébrale qui s'est produite pendant le long séjour du fœtus dans l'excavation pelvienne ne s'est point complètement dissipée. Le lendemain au soir, des convulsions se déclarent; et, au bout de cinq à six heures, l'enfant s'éteint peu à peu malgré les moyens rationnels mis en usage par M. le docteur Ter....

Le troisième jour de l'accouchement, Mme M... est prise d'une vive douleur au côté gauche de l'abdomen; celui-ci est un peu météorisé; il y a beaucoup de fièvre, mais une sueur copieuse et la continuation de la perte nous rassurent. L'application de 15 sangsues, des cataplasmes émollients après des frictions hydrargyrées, nous donnent raison de ces phénomènes inquiétants. Au bout de quelques jours, Mme M... se trouve dans un état puerpéral normal, et se rétablit assez promptement.

Réflexions. — On ne peut s'empêcher de considérer la rupture prématurée des membranes comme la cause de la contraction permanente de l'utérus et de la lenteur de la dilatation. Le contact immédiat, pendant dix-huit heures, des parois de l'utérus sur le produit a gêné la circulation, et c'est à cela, autant qu'à la longueur du séjour de la tête dans l'excavation, que l'on peut attribuer la congestion qui a amené les convulsions.

La contraction fixe de l'utérus sur le produit en retenant fortement celui-ci, a opposé la plus vive résistance. Déjà j'ai rencontré plusieurs fois ce genre d'obstacle dont en général l'importance n'est pas suffisamment appréciée dans l'application du forceps.

C'est dans des cas analogues que le chloroforme pourra peut-être contribuer à la chute de la contraction permanente.

OBSERVATION 23me (*bis.*)(1). — *Inertie; forceps assemblé; mauvaise prise ; cordon autour du cou ; suites heureuses.*

La femme de Jean M....... (Apt) passe le temps de sa huitième grossesse dans les malaises. Depuis huit jours, elle éprouve de petites douleurs continuelles.

Le 15, la dilatation de l'orifice a acquis 3 centimètres.

Le 16 au matin, 5 centimètres.

A 10 heures, la dilatation est complète. Mais la tête, en position occipito-antérieure gauche, ne chemine plus. Aucune douleur expulsive ne se manifeste. J'attends l'espace d'une heure : pas de changement.

Enfin, à 11 heures, je donne 50 centigrammes de seigle ergoté paraissant de bonne qualité, dans 40 grammes d'eau. Pas une douleur de plus.

Un quart d'heure après, l'inertie étant aussi profonde, nouvelle dose de 50 centigrammes sans plus de résultat.

A midi, j'applique le forceps à l'état assemblé.

Cette application, faite comme dans les cas précédents, me rappelle toute l'importance du précepte d'abaisser les manches à mesure que les cuillers se déploient, afin que la tête soit bien saisie, et que le forceps ne demeure pas au-dessous d'elle.

Quoique d'abord je n'aie pris la tête que par le bord

---

(1) J'ai préféré doubler et même tripler le n° d'une observation, et conserver le numérotage primitif employé dans le mémoire publié à Bruxelles.

supérieur des cuillers, j'ai pu la faire un peu descendre et lui imprimer son mouvement rotatoire. Mais je sentais que l'instrument allait lâcher prise. Sans le retirer, j'ai fait rétrograder les cuillers en ouvrant le forceps, et les ai réappliquées exactement sur les côtés de la tête.

Dans un instant, l'extraction a lieu.

Le cordon entoure le cou. Bientôt l'enfant pousse des cris. — Suites normales.

OBSERVATION 23me (*ter.*)— *Bassin vicié; forceps assemblé; difficultés à le fermer; suites heureuses.*

La femme G......, née Est...... (Apt), est atteinte d'ankylose à la suite d'une luxation spontanée du fémur gauche. Une première fois elle a accouché d'un enfant d'un petit volume. Le médecin qui fut appelé jugea le forceps nécessaire, mais il ne parvint à appliquer qu'une seule branche. Cependant l'accouchement s'opéra heureusement.

Cette fois chargé de la délivrance, je constate que le bassin se trouve tout entier dans des dimensions au-dessous de la moyenne.

Des efforts assez énergiques font plonger la tête dans l'excavation malgré la proéminence de l'angle sacro-vertébral; puis l'occiput reste à gauche. Pressée dans tous les sens, la tête ne peut exécuter son mouvement de rotation.

L'expectation ayant été suffisante, j'introduis le forceps sur la main gauche, et fais décrire l'évolution aux cuillers; mais au moment de fermer le forceps, j'éprouve de la difficulté à rapprocher les branches. Il faut que je maintienne fortement les crochets à l'aide des deux mains en pronation, pour que vis-à-vis le point central de jonction les branches soient juxtaposées ; puis, dès que ma main droite quitte le crochet pour aller pousser le verrou, le forceps tend à s'ouvrir par suite de l'étroit espace entre la tête et la paroi du bassin. Après deux tentatives, j'arrive au but.

L'extraction a lieu sans incident. Enfant bien portant ; couches heureuses.

Ce fait a provoqué de ma part les derniers perfectionnements au forceps assemblé.

Dès le principe, javais adopté une fermeture centrale spontanée. Bientôt, ne lui trouvant pas assez de solidité, et voulant exclure tout ressort, je lui préférai un verrou. A la fin, l'expérience m'ayant démontré que, dans les cas d'angustie de l'excavation, les mains ne doivent pas quitter les crochets avant que le forceps ne soit fermé, non-seulement je suis revenu aux moyens par lesquels le forceps ferme de lui-même au centre (1), mais encore, à l'extrémité postérieure j'ai adapté un écrou mobile qu'un seul doigt fait voyager, tandis que les mains compriment la tête au point voulu.

---

(1) Parmi ces moyens, je me suis fixé à celui qui l'an dernier a été heureusement modifié par M. Charrière, et auquel Jean Sawrbeck, de Strasbourg, ouvrier mécanicien chez M. J.-B. Bonnet, à Apt, a apporté la plus grande solidité et le dernier fini.

§ II. — *Position occipito-intra-sacro-iliaque droite.*

FIG. 17.

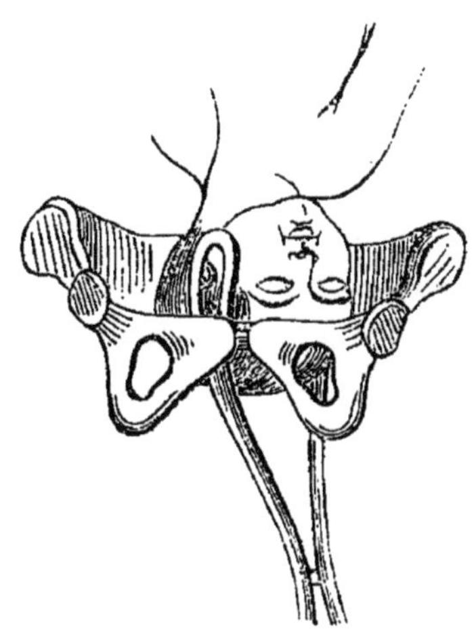

1.

A. L'occiput repose au-devant de la symphyse sacro-iliaque droite et le front derrière le trou ovalaire gauche.

Signes.— Outre les signes fournis par les autres parties de la tête, on remarque un petit espace libre à droite, derrière le pubis.

A. *Décubitus* sur le côté droit.

L'application du forceps assemblé a lieu de la même manière que dans la position précédente.

On fait exécuter à la tête le mouvement de rotation qui ramène le front derrière la symphyse pubienne, et l'occiput dans la concavité du sacrum.

La tête ramenée en position *directe*, on achève l'extraction comme dans la position occipito-sacrée.

Voilà le précepte auquel, suivant M. Cazeaux, il faut bien se garder de déroger en voulant ramener l'occiput en avant. M. Cazeaux se fonde sur ce que : il est à peu près sûr que le tronc maintenu par l'utérus resserré ne participerait pas à la rotation imprimée à la tête par le forceps, et que la torsion du cou serait la conséquence de cette tentative.

Toutefois, apportant un tempérament à cette règle, l'auteur ajoute qu'il n'est pas toujours possible d'opérer le dégagement de la tête occiput en arrière. A l'appui, il cite une observation pleine d'intérêt, dans laquelle, ayant échoué à extraire la tête dans ce sens, il parvint à rouler l'occiput en avant par trois temps différents : 1o en faisant pivoter le forceps d'arrière en avant ; 2o en se servant de la branche femelle pour conduire l'occiput presque derrière la cavité cotyloïde droite ; 3o enfin en achevant d'amener l'occiput derrière, puis sous la symphyse pubienne au moyen du forceps articulé de nouveau, dont la branche mâle fut placée derrière la cavité cotyloïde gauche.

L'auteur ne nous dit point les remarques qu'il a pu faire sur le degré de resserrement de l'utérus, non plus que sur la position du tronc.

Ainsi que je l'ai dit à l'article de l'extraction en général, la première règle consiste à *suivre les tendances* du plan postérieur fondées sur la situation du tronc. Évidemment si le dos est en rapport parfait de direction avec l'occiput placé en arrière, le fœtus en masse aura à faire une évolution qui n'est possible et sans danger qu'autant que l'utérus n'oppose pas de résistance.

Mais si la face postérieure, au lieu de se trouver en rapport de direction avec l'occiput, est tournée vers la région iliaque droite, tandis que l'occiput est en arrière, la rotation de la tête sera possible en avant : c'est sans doute là la raison pour laquelle quelquefois, dès les premières tractions, le plan postérieur du fœtus a de la tendance à se porter en avant, et l'occiput à rouler derrière le trou ovale.

Il faut alors favoriser ce mouvement antérieur ; mais le secours du forceps appliqué obliquement est presque nul pour aider cette évolution, attendu que bientôt la branche postérieure gauche répond à l'angle sacro-vertébral, et l'antérieure à la symphyse des pubis, direction que la pratique réprouve.

Il convient alors de réappliquer les branches sur les côtés du bassin ; mais, avant cela, on peut essayer d'agrandir l'espace qui sépare les cuillers, pour les ramener par pivotement vis-à-vis les os iliaques, et obliquement sur la tête dont l'occiput est en arrière et à droite.

Si cette conversion d'application est trouvée par trop difficile, il vaut mieux retirer le forceps et le réappliquer dans le sens bis-iliaque : une branche sur une bosse frontale, et l'autre sur la bosse occipitale. On peut ainsi bien mieux gouverner la tête et l'amener jusqu'au point où elle devra s'engager dans le détroit périnéal. Enfin, si la tête est volumineuse, une dernière application directe par rapport à la tête peut devenir indispensable.

CLINIQUE DE LA POSITION OCCIPITO-SACRO-ILIAQUE DROITE.

OSERVATION 24e. — *Multipare ; implantation du placenta sur l'orifice ; position occipito-postérieure droite ; hémorrhagie utérine ; enfant mort ; suites heureuses pour la mère.*

Le 2 Avril 1842, à 11 heures du soir, je suis demandé en toute hâte pour la femme G... (Apt), qui, au dire de la sage-femme, est près de succomber à une hémorrhagie utérine.

Le toucher me fait reconnaître l'implantation du placenta sur l'orifice de la matrice. Un peu de décollement répond à la lèvre antérieure du col. La tête repose sur le placenta.

La dilatation a acquis environ 5 centimètres de diamètre. Les bords de l'orifice sont souples, amincis, facilement dilatables. Pendant que je perfore le placenta à son centre, arrive un confrère dont j'avais demandé l'assistance dans un cas où la femme pouvait succomber au milieu des manœuvres. Nous sommes du même avis : qu'il convient de faire engager la tête et de livrer son expulsion aux efforts de la nature. Les douleurs se déclarent et se succèdent à des intervalles assez rapprochés. Au bout d'une demi-heure, je touche et je reconnais une position occipito-postérieure droite. Cette position nous explique la lenteur de la progression de la tête, qui d'ailleurs est volumineuse. Quoique l'hémorrhagie ait cessé depuis que nous avons fait engager la tête, il nous paraît à propos d'aider la nature par l'application du forceps, d'autant plus que les contractions utérines semblent aller en décroissant.

L'application a lieu obliquement par rapport au bassin; elle est bi-pariétale. L'évolution des cuillers est on ne peut plus facile : en quelques instants la tête, occiput en arrière, est amenée; elle n'offre aucune trace des cuillers.

L'enfant, pâle, décoloré, est exsangue par suite de l'hémorrhagie qui persistait depuis le matin.

Je détache le placenta et procède au tamponnement, car l'orifice reste largement béant. La perte s'arrête.

Le lendemain, je retire le linge. Quelques caillots sont expulsés. La fièvre de lait se déclare. Au bout d'une semaine, la femme G... entre en convalescence; mais ce n'est qu'au bout de trois mois que sa constitution se restaure et que l'aspect anémique disparaît.

Je dois noter, dans ce cas, l'apparition tardive de l'hémorrhagie, malgré l'insertion du placenta sur toute la circonférence de l'orifice. Quinze jours avant le terme de la grossesse, avait paru une petite quantité de sang, mais ce n'est réellement que pendant le travail que la perte s'est déclarée.

OBSERVATION 25e. — *Primipare ; 30 ans ; quatre jours de travail ; épuisement ; écoulement d'un sang abondant ; état gangréneux avec fièvre putride adynamique. Mort le septième jour.*

Ursule V... de S..., primipare, âgée de 30 ans, est en travail depuis quatre jours complets, lorsque la matrone qui l'assiste se décide à appeler du secours. De prime-abord la femme me paraît dans le plus fâcheux état. Les douleurs, faibles, éloignées, ne font nullement avancer la tête placée obliquement dans l'excavation pelvienne, en position occipito-sacro-iliaque droite.

La faiblesse du pouls répond à l'altération des traits de la face. La prostration physique, l'abattement moral, tout annonce que la longueur du travail a amené un profond épuisement des forces.

Le fœtus donne encore des signes de vie, malgré la rupture de la poche qui date de vingt heures. Après quelques moments d'attente, je procède à l'application du forceps, triplement indiquée par l'état déplorable de la mère, par le danger que court le fœtus, et par les difficultés de la position elle-même quant à l'expulsion.

L'application est très-facile. La tête, saisie diagonalement par le pariétal gauche et par la bosse frontale droite, est extraite à l'aide de courtes tractions. L'enfant est vivant ; il porte à la joue droite et au cou un engorgement assez considérable, occasionné par la pression que ces parties ont subie pendant au moins vingt heures écoulées depuis la rupture de la poche des eaux; il succombe le lendemain.

Immédiatement après la sortie spontanée du placenta, qui suit de très-près celle de l'enfant, un écoulement de sang foudroyant se déclare. Je lui oppose le tamponnement avec succès ; cependant, en quelques secondes, la perte du sang, qui probablement était arrêté derrière l'arrière-faix, est assez abondante pour amener une syncope complète, l'absence du pouls aux radiales et le refroidissement du corps.

Pendant un quart d'heure, je crains que la mort ne suive cet état. A la fin, à l'aide des spiritueux, du calorique concentré sur le cœur, et de la moutarde promenée sur les membres, je parviens à ranimer la femme.

Peu à peu la réaction s'opère; le pouls reparaît ; il est d'une fréquence presque innumérable. Le lendemain il s'est ralenti ; mais au rapport de M. Felician, chargé de la malade, il donne encore 130 pulsations à la minute. Le tampon a été retiré. Celui-ci n'empêchait pas l'écoulement des lochies; elles exhalent une odeur fétide. Le ventre est souple et nullement douloureux.

Dans la soirée, il survient du délire, de l'assoupissement ; la fièvre redouble. Les jours suivants, le ventre se météorise, les lochies s'arrêtent, le pouls devient de plus en plus misérable. La mort arrive le septième jour, après une évacuation abondante, sanieuse, putride par le vagin. L'autopsie n'est pas possible.

Réflexions. Ce cas nous fournit un nouvel exemple des funestes effets de la temporisation. Pratiqué à temps, cet accouchement ne pouvait avoir que des suites heureuses. Le séjour prolongé de la tête dans le vagin a nécessité des efforts qui ont épuisé les forces de la mère, entraîné une grave hémorrhagie interne, et amené un état gangréneux avec fièvre de mauvais caractère causée par l'absorption putride.

Je dois noter ou que la tête n'a pas été saisie selon le diamètre bi-pariétal, ou qu'elle n'a pas obéi au mouvement de droite à gauche tendant à amener l'occiput dans le sacrum. Il n'est pas rare que la tête refusant ainsi de céder à l'action de l'instrument, celui-ci arrive seul en position directe. Le défaut de pression suffisante des cuillers en est souvent la cause.

OBSERVATION 26e. — *Multipare ; défaut de rapport entre la tête et le bassin ; forceps assemblé ; état normal.*

Mme Ma... Aug. (Apt), âgée de 43 ans, arrive au terme de sa seizième grossesse. Le 6 Octobre 1844, les douleurs se déclarent le matin à 10 heures, mais faibles et éloignées. A 5 heures du soir, elles prennent de l'intensité et de la fréquence ; à 6 heures, la dilatation est complète et les eaux s'écoulent. Je constate une position occipito-intra-postérieure droite. Je livre l'accouchement à la nature : pendant une heure et demie, des efforts énergiques ne déplacent nullement la tête. Elle ne descend point, et je ne vois aucune tendance à ce que cette position se convertisse en occipito-antérieure droite. L'occiput demeure arc-bouté dans l'excavation, vis-à-vis la symphyse sacro-iliaque droite. Après quelques instants d'un nouveau délai, voyant que la tête ne fait aucun mouvement de rotation ni en avant ni en arrière, pour se loger dans la partie médiane du sacrum, et que d'ailleurs les forces de l'utérus faiblissent, je me décide à appliquer le forceps. La manœuvre est exécutée en un instant. C'est la main gauche qui conduit l'instrument. L'occiput roule en arrière.

L'extraction offre quelques difficultés qui paraissent tenir à la grandeur du diamètre bi-pariétal. La tête, sortie en position directe, est de forme carrée. Ce diamètre a 101 millimètres (3 p. 10 lign.), tandis que l'antéro-postérieur n'a que 124 millim. (4 p. 6 lign.).

Dans les suites, tout est normal pour la mère et pour l'enfant.

§ III. — *Position occipito-intra-cotyloïdienne droite.*

FIG. 18.

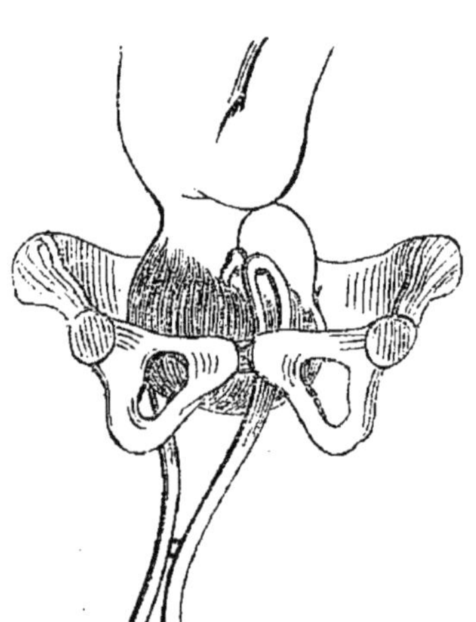

1.

A. L'occiput répond à la cavité cotyloïde droite et le front à la symphyse sacro-iliaque gauche. *Signes.* — Petit vide à gauche entre la tête et le pubis.	*A.* Ramener l'occiput en avant. *Décubitus* sur le côté gauche. — L'application du forceps assemblé a lieu obliquement de droite à gauche du bassin. Elle est directe par rapport à la tête dans le sens du diamètre occipito-frontal. Main droite conductrice.

Pendant que la main *droite* soulève la tête, la main gauche introduit le forceps, et imprime à l'ensemble de l'instrument un mouvement de circumduction. Celui-ci, combiné avec ceux du déploiement, amène la branche gauche derrière le trou ovalaire gauche, et la branche droite au-devant de l'échancrure sciatique droite pour embrasser les côtés de la tête.

Le bord concave des cuillers regarde obliquement en avant et à droite, et l'extrémité du manche est un peu inclinée de ce côté.

Si la cuiller gauche n'atteint pas, dans son déploiement, le point où elle doit parvenir, la main conductrice concourt à lui faire achever son mouvement de spirale, tandis que la main gauche aide la marche de cette branche, le bord concave en avant.

2.

B. Le forceps doit être appliqué à l'état disjoint.	*B.* L'application des branches séparées se fait de la même manière que dans la position occipito-cotyloïdienne gauche, en commençant par la branche gauche qui est l'antérieure, et en opérant le mouvement de rotation de droite à gauche, lequel ramène l'occiput et le forceps sous la symphyse des pubis; puis on termine comme dans la position occipito-intra-pubienne.

CLINIQUE DE LA POSITION OCCIPITO-INTRA-COTYLOIDIENNE
DROITE.

OBSERVATION 27e. — *Primipare ; 43 ans ; quatre jours
de travail ; inertie ; forceps assemblé ; suites normales.*

Marie G...., des Gondonnets, près Apt, âgée de 43 ans,
primipare, est prise des mouches le 10 Mars 1837. Le
grand mal ne se déclare que le 12. Les contractions se
succèdent à de courts intervalles ; une grande quantité
d'eau s'écoule, mais l'accouchement est vainement attendu
par la matrone de campagne qui assiste cette femme.

Le mardi, cinquième jour, la longueur du travail, le
peu de fruit des violentes douleurs qui durent depuis
quarante heures, l'absence de tout mouvement de la part
du fœtus, enfin la suspension du travail depuis quatre
ou cinq heures, décident les parents à réclamer mon
ministère après celui de M. C....., officier de santé.

Le toucher me fait constater une position occipito-antérieure droite. Le col est amplement dilaté ; il est souple
dans tout son pourtour ; le bord antérieur ne s'est point
encore retiré ; il est comprimé entre la tête et le pubis.
Les forces sont épuisées et par un travail de cinq jours
et par le défaut de sommeil.

Après plus d'une heure d'expectative, durant laquelle
la femme, soit levée, soit couchée, ne ressent que quelques
douleurs fort légères, je crois le moment venu d'agir au
moyen du forceps. La matrice est à sec depuis vingt-
quatre heures. Ma main droite, introduite dans le vagin,
s'assure de nouveau que l'oreille gauche répond au pubis
gauche, et que l'oreille droite, plus haut placée, est au
niveau de la saillie sacro-vertébrale. Le diamètre antéro-

postérieur du bassin me paraît bien conformé. La tête jouit d'une assez grande mobilité ; on peut aisément la repousser et lui imprimer même un certain mouvement de latéralité. Elle paraît engagée à moitié dans l'excavation. L'utérus se contracte faiblement sur elle. D'avance je me suis assuré, par l'auscultation, que le fœtus est encore en vie. Après ces explorations, je place ma main droite vis-à-vis l'échancrure sciatique et la symphyse sacro-iliaque gauches, parallèlement à la suture médiane de la tête.

Saisissant alors le forceps comme une seule branche, je l'introduis sur la main qui lui sert de conducteur ; puis, sans décroiser les cuillers, attendu que la tête n'est pas trop pressée, soit au détroit supérieur, soit par l'utérus, je les insinue vis-à-vis la symphyse sacro-iliaque gauche. La main retirée du vagin vient alors aider aux cuillers à faire leur évolution, celles-ci n'éprouvant point de résistance. Le volume de la tête au diamètre bi-pariétal est de 95 millimètres (3 p. 7 l.). J'opère l'extraction : la tête, suffisamment comprimée, obéit au mouvement rotatoire de droite à gauche, et l'occiput vient se placer au centre du bassin. Quelques minutes suffisent pour que l'extraction ait lieu ; l'enfant, à peine sorti, fait entendre des cris tout-à-fait rassurants.

Cette application instantanée n'a imprimé aucune trace sur la tête parfaitement saisie selon le diamètre occipito-mentonnier, les oreilles répondant parfaitement au centre des cuillers.

La femme est rétablie au bout de quelques jours.

OBSERVATION 28e. — *Multipare ; 42 ans ; grossesse double ; inertie ; forceps assemblé, état normal.*

Le 10 Juin 1843, M. B....., médecin à Lauris, m'écrit

pour que j'aille l'aider dans la délivrance d'une femme dont le travail traîne en longueur.

Cette femme, qui est à sa septième grossesse, a commencé à souffrir il y a trois jours. Dans cet espace de temps, les eaux se sont écoulées, la dilatation complète de l'orifice a eu lieu, mais la tête du fœtus, arc-boutée derrière la cavité cotyloïde droite, n'a nullement cheminé depuis douze heures. Les contractions utérines ont décru jusqu'à ne plus se faire sentir que de loin en loin et très-faiblement.

L'application du forceps étant jugée indispensable par mon confrère et par moi, je l'opère instantanément dans l'excavation pelvienne, en donnant à l'instrument une direction oblique de droite à gauche, et en le conduisant sur la main droite. Au bout de quelques minutes, j'amène un enfant bien portant dont la tête a été saisie selon le diamètre bi-pariétal, et dont le cuir chevelu n'offre pas de trace de l'instrument.

Cette application est suivie d'une seconde pour amener un second enfant, en position supra-cotyloïdienne gauche (observation n° 36).

OBSERVATION 29e. — *Primipare ; 26 ans ; trente heures de travail ; inertie ; forceps assemblé ; suites heureuses.*

Mme C...., née Pe.... (Apt), primipare, âgée de 26 ans, d'une forte complexion, après trente heures de travail et trois heures de grandes douleurs expulsives, tombe dans l'abattement moral le plus profond, en voyant ses forces s'épuiser et l'utérus suspendre ses contractions. L'occiput repose derrière la cavité cotyloïde droite ; et quoique la tête soit d'un petit volume et que les efforts aient été très-énergiques, elle n'a pu exécuter son mouvement de rotation.

Un repos d'une heure et demie ne ramène pas la reprise du travail. L'état du fœtus dont les battements me semblent moins perceptibles, me décide à l'amener à l'aide du forceps. De son côté, Mme C... réclame avec instance que je la délivre. Rupture de la poche depuis cinq heures. C'est sur la main droite que l'instrument est introduit. Malgré le peu d'espace existant dans le canal vaginal, et malgré l'étroitesse des organes externes par suite d'un embonpoint considérable, l'application se fait sans obstacle. La tête, saisie par le diamètre bi-pariétal, est extraite sans beaucoup de peine ; l'enfant est vivant, mais chétif et de petite complexion malgré la corpulence de ses parents. Suites normales. Diamètre bi-pariétal 81 millimètres (3 p.)

Observation 30e. — *Primipare, 45 ans, travail de trente-six heures, inertie. Forceps assemblé. Suites heureuses.*

La femme de Moli... (Suisse, Apt) est enceinte pour la première fois un an après son mariage contracté à l'âge de 44 ans.

Après trente-six heures de travail, la dilatation est complète ; mais à la suite de violentes contractions, la matrice est tombée dans l'inertie. L'occiput est en avant et à droite. Le col est ouvert, mais n'a point de souplesse. Les membranes sont rompues depuis six heures. Après deux heures d'expectative, l'utérus ne reprenant pas son travail, et une irritation gastrique contre-indiquant l'emploi de l'ergot de seigle, j'accouche cette femme au moyen du forceps assemblé conduit sur la main droite.

L'enfant, du sexe féminin, est très-vigoureux et d'un gros volume.

Je ne trouve rien à noter dans ce cas. Tout est de la plus grande simplicité et à l'état le plus normal.

Observation 34e. — *Primipare, 28 ans, inertie ; forceps assemblé. État puerpéral normal. Scarlatine gangréneuse. Mort le quatorzième jour.*

Mme L... a été délivrée, à l'aide du forceps assemblé, dans les conditions parfaitement semblables à celles des deux femmes qui précèdent. Quelques minutes ont suffi à l'opération. L'enfant est très-bien portant. Depuis quelques jours la fièvre de lait est tombée, et Mme L... a commencé l'allaitement de son nourrisson, lorsqu'au milieu de l'état puerpéral le plus satisfaisant fait invasion la fièvre scarlatine angineuse qui, au rapport d'un de mes confrères, a enlevé, il y a huit jours, une femme de la campagne également en couches. Dès le début, le délire, la prostration des forces, l'aspect violacé de la muqueuse palatine, me font redouter une issue funeste. Celle-ci arrive le septième jour de la fièvre scarlatine, qui a été évidemment de nature gangréneuse.

Heureusement cette maladie, qui fait de si cruels ravages chez les femmes lorsqu'elle se lie à l'état puerpéral, et contre la nature maligne de laquelle on voit tous les traitements échouer, ne prend pas le caractère épidémique. Nous n'avons pas eu d'autres sinistres à déplorer. (Mars 1849.) J'aurais pu séparer l'état puerpéral de la scarlatine qui est survenue. Mais l'observation est plus complète ainsi.

§ IV. — *Position occipito-intra-sacro-iliaque gauche.*

FIG 19.

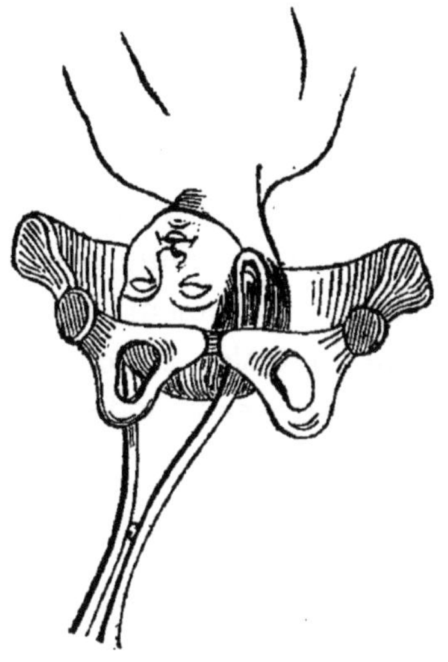

1.

A. L'occiput répond a la symphyse sacro-iliaque gauche , et le front derrière le trou ovalaire droit. *Signe.* — Petit vide à gauche.	**A.** *Décubitus à gauche.* Ramener le front en avant ; l'application du forceps assemblé est oblique à gauche du bassin. La main *droite* sert de conducteur.

Le front est ramené sous le pubis par le mouvement de rotation, puis la tête est extraite comme dans la position occipito-sacrée, sauf le cas où l'occiput a de la tendance à se porter en avant. — Voir la remarque de la position précédente.

Pour dégager la tête, élever d'abord les manches, afin d'amener l'occiput, puis les abaisser un peu à mesure qu'on exerce des tractions à l'effet de dégager le front et la face.

OBSERVATION 32e — *Primipare, 30 ans, bassin vicié.
Forceps assemblé ; enfant mort ; mère rétablie.*

Mme A..., de Roussillon, âgée de 30 ans, primipare, est
assistée par Mme B..., de Bonnieux. Cette accoucheuse,
reconnaissant un vice de conformation du bassin, et
s'attendant à un accouchement très-laborieux, me fait
appeler dès que la dilatation est complète.

Je trouve la poche des eaux vidée depuis douze heures;
des contractions énergiques ont fait engager entre le pubis
et l'angle sacro-vertébral l'occiput qui répond en arrière
et à gauche.

La tête, fortement déprimée par l'angle sacro-vertébral, offre à sa partie la plus déclive un tumeur considérable. Tous les signes m'indiquent que le fœtus a cessé
de vivre.

Au premier examen, voici un cas où le forceps à l'état
assemblé pourrait être contre-indiqué par la forte pression que subit la tête d'avant en arrière, et sur d'autres
points de la paroi osseuse ; je puis m'attendre, après une
tentative, à me servir des branches séparées.

Cependant des manœuvres théoriques m'ayant prouvé,
d'une part, que les cuillers, en se fuyant au moment où
elles se déploient, pouvaient être introduites latéralement et éviter la saillie osseuse; d'autre part, ayant
déjà usé de l'état assemblé dans des cas de rétrécissement
du bassin, je tente l'application des deux branches
réunies.

En quelques secondes, le forceps assemblé est parfaitement appliqué, conduit sur la main droite; de bonne heure j'ai opéré le décroisement, et les deux cuillers se sont introduites simultanément dans l'espace vide bisiliaque, en évitant l'angle sacro-vertébral. L'application est un peu oblique par rapport à la tête et par rapport au bassin.

Le tête résiste à des tractions assez énergiques, prolongées pendant sept à huit minutes, des intervalles convenables de repos coupant la manœuvre.

La perforation du crâne est indispensable. Pour l'opérer, je retire le forceps en le reployant en sens contraire à celui qu'il a suivi dans son évolution d'entrée. Le crâne preforé, je réapplique le forceps assemblé avec le même succès que la première fois. Après des tractions de quelques minutes, dans lesquelles je déploie beaucoup de force, j'amène le fœtus.

La fourchette éprouve un déchirement qui s'étend dans la longueur de 2 centimètres.

Mme A... a des couches pénibles. Pendant vingt-cinq jours, l'urine, qui d'abord avait été expulsée volontairement, s'est échappée d'elle-même. A la fin, des escarres superficielles, qui recouvraient l'entrée du vagin et les grandes lèvres, se sont détachées, et la vessie a repris ses fonctions. Au bout d'un mois, Mme A... est parfaitement rétablie.

J'ai eu à regretter, dans ce cas, de n'avoir pas sous la main le céphalotribe ou des pinces à écrasement; j'aurais été dispensé d'exercer des tractions aussi considérables, qui, dans ma pensée, ont contribué à la mortification de la muqueuse. (Avril 1844.)

CHAPITRE TROISIÈME.

POSITIONS TRANSVERSALES.

§ Ier. — *Position occipito-intra-iliaque gauche.*

FIG. 20.

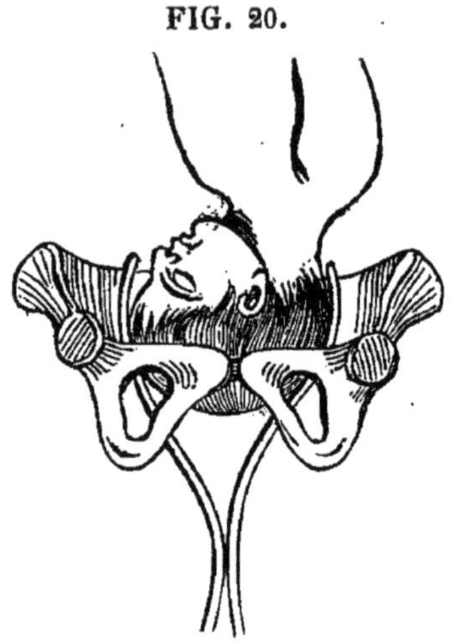

A. *Position*. — L'occiput répond directement à la paroi latérale gauche du bassin et le front à la paroi latérale droite.

La tête est descendue dans l'excavation et le forceps ne dépassera pas l'angle sacro-vertébral.

A. *Décubitus* à droite.

La main *droite* soulève la tête et cherche à lui imprimer un mouvement de rotation qui ramène l'occiput en avant et le front vis-à-vis la symphyse sacro-iliaque, et c'est dans la vue de convertir cette position en occipito-intra-cotyloïdienne gauche. Dès que l'occiput a été ramené en avant, le forceps assemblé, déployé par la main gauche, saisit la tête que la main placée à l'intérieur cherche à assujettir.

B. La tête, malgré les efforts bien dirigés de l'opérateur, ne peut être ramenée de sa position transversale en directe antérieure, ni même en oblique.

B. Il faut alors saisir la tête diagonalement. La branche droite répondant au trou ovalaire droit, et la branche gauche à la symphyse sacro-iliaque, on exécute le mouvement de rotation.

3.

C. La tête a un petit volume par rapport au bassin qui est spacieux.	*C.* Dans ce cas, le forceps assemblé peut être appliqué dans le sens occipito-frontal ; mais, pour peu que l'on éprouve de la difficulté, on doit recourir à une application diagonale par rapport à la tête.

L'extraction a lieu selon les préceptes déjà exposés. Dans le dernier temps, on retire l'instrument pour livrer le travail aux efforts utérins, ou bien on réapplique le forceps sur les côtés de la tête, dès qu'elle est descendue assez bas. On termine alors l'extraction en position directe.

4.

D. Le forceps doit être appliqué à l'état disjoint....	*D.* Les règles sont les mêmes que pour l'application des branches disjointes dans les positions obliques, en commençant toujours par la branche la plus difficile à placer qui est l'antérieure.

CLINIQUE DE LA POSITION OCCIPITO-INTRA-ILIAQUE GAUCHE.

OBSERVATION 33e. — *Primipare ; 22 ans ; quarante heures de travail ; inertie ; forceps assemblé ; application transversale ; suites normales.*

Depuis quatre jours, Mme L......, primipare, éprouve les avant-coureurs du travail. Les grandes lèvres sont fortement œdématiées. Le 29 Mai 1851, je fais des mouchetures qui donnent lieu à un écoulement abondant de sérosité. Le 30, sur le matin, les douleurs qui, jusque-là, s'étaient montrées irrégulières, prennent de l'intensité. Le col se dilate peu à peu ; mais à peine a-t-il acquis la largeur de 5 centimètres, qu'il s'échappe de l'utérus une assez grande quantité d'eau. La déchirure des membranes n'a pas eu lieu vis-à-vis l'orifice ; l'effusion s'opère à chaque contraction. La tête se présente, occiput à gauche. De 6 à 7 heures du soir, les douleurs deviennent expulsives, mais elles ne se montrent ni rapprochées, ni énergiques. A 8 heures, la tête n'a point encore décrit son mouvement de rotation. Je pratique le toucher plus exactement, et je constate que l'occiput est plus près du centre de l'os iliaque que de la cavité cotyloïde.

La dilatation du col étant complète et le travail assez vigoureux, on ne doit attribuer le retard dans la délivrance qu'au défaut de rotation de la tête. Avec la main gauche introduite dans le vagin, je cherche à amener l'occiput en avant ; j'y parviens, mais presque aussitôt la tête reprend sa position transversale. Je me livre à l'expectation, espérant que, par les progrès du travail, l'occiput reviendra en avant. Pendant une heure, les douleurs sont violentes ; j'ouvre les membranes vis-à-vis l'orifice ; le plancher périnéal perd insensiblement de sa résistance ; la tête le presse de plus en plus, mais elle ne s'engage point sous le détroit ; il s'est formé, au côté gauche de la tête, une tumeur qui va en augmentant.

Au bout d'une heure de contractions violentes, le travail paraît avoir atteint son summum. Les contractions deviennent plus faibles et plus distantes les unes des autres.

J'attends encore une demi-heure, puis je procède à la délivrance réclamée par la femme dont les forces vont en se perdant, malgré le bouillon qu'on lui administre de temps en temps.

La main gauche, introduite *sous la tête, la fait remonter* dans l'excavation pelvienne ; l'occiput est transversalement à gauche ; l'oreille gauche répond à la partie médiane du sacrum. La tête n'étant pas d'un gros volume, je la saisis par le diamètre occipito-frontal, les cuillers répondant l'une à droite, l'autre à gauche du bassin. L'application est opérée sans entrave ; je comprime au degré voulu, puis je procède à l'extraction. En quelques instants, la tête est engagée sous l'arcade du pubis ; au moment où elle est près de franchir le détroit, *je retire le forceps*, et je termine avec la main, afin de prévenir la déchirure du périnée.

L'enfant, du sexe masculin, crie aussitôt. Pour dégorger le cerveau, je laisse saigner quelques secondes le cordon. Le placenta vient peu après.

Le 31, la mère et l'enfant sont à l'état normal. Le forceps a marqué légèrement sur le front entre les deux sourcils. La branche droite a porté au centre.

§ II. — *Position occipito-intra-iliaque droite.*

FIG. 21.

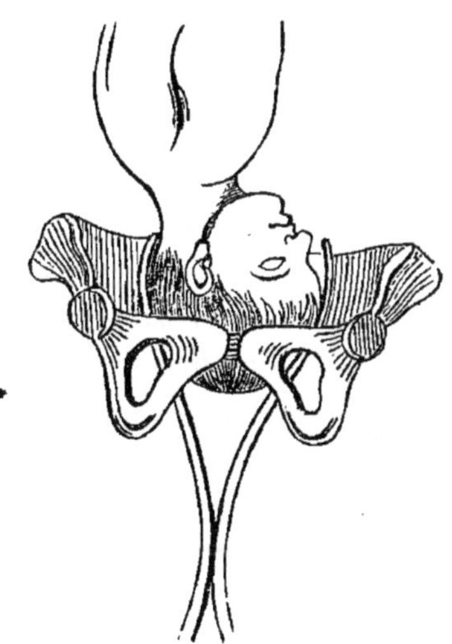

1.

A. *Position.* — L'occiput repose dans l'excavation pelvienne au-devant de l'os iliaque droit.

A. La main gauche à l'intérieur cherche à convertir la position en occipito-intra-cotyloïdienne droite, en ramenant l'occiput en avant. La main droite saisit le forceps et le présente à la vulve.

Tout le reste de la manœuvre est identique à ce qui a été dit dans la position précédente.

2.

B. Le forceps doit être appliqué à l'état disjoint.

B. L'application des branches séparées amène la concavité des bords un peu à droite. C'est l'opposé de ce qui a lieu dans la position correspondante.

CLINIQUE DE LA POSITION OCCIPITO-INTRA-ILIAQUE DROITE.

OBSERVATION 34e. — *Multipare ; 30 ans ; forceps assemblé. État normal.*

Au terme de la grossesse, les douleurs se déclarent chez Mme M. B..... (Apt). Le 30 Septembre 1850, à 11 heures du matin, je trouve le travail à la période expulsive. Les douleurs se suivent de près, mais elles n'ont point de vigueur. La tête se présente. Les membranes n'étant pas encore déchirées, je me contente de cette connaissance sommaire. Cinq à six douleurs, qui surviennent dans l'espace d'une demi-heure, n'apportent aucun changement, quoique la dilatation de l'orifice paraisse complète. Je crève alors la poche des eaux, espérant que le retrait de l'utérus donnera plus d'activité à ce viscère. Les douleurs suivantes ne modifient en rien l'état des choses; je touche exactement, et je reconnais que l'occiput est dans une position transversale vis-à-vis la fosse iliaque droite, et que le pariétal droit répond au centre du bassin. Dans les efforts, la tête, au lieu de progresser, se fléchit sur l'épaule gauche, et le sommet s'arc-boute derrière les pubis.

Avant d'agir, je livre l'expulsion aux forces de la nature. Dans des cas de ce genre, une matrice vigoureuse, agissant sur un fœtus de volume moyen, peut se débarrasser spontanément; mais mon attente est vaine. La femme s'épuise en efforts qui ne modifient point cette position vicieuse.

J'essaie alors de faire exécuter à la tête un mouvement d'avant en arrière, et de droite à gauche, qui ramène l'occiput derrière la symphyse pubienne. Dans une précédente couche, cette manœuvre manuelle fit engager la tête, et l'accouchement se termina par les seules forces de l'utérus. Dans l'intervalle de deux douleurs, je fais donc rouler avec la main gauche l'occiput en avant, et, pendant la contraction utérine, je maintiens la tête dans la position que je lui ai donnée, mais l'effort est presque nul. Les forces vont en diminuant.

Je ne tente point de réveiller à l'aide du seigle ergoté la contractilité utérine qui, au moment de sa plus grande vigueur, a été impuissante à triompler des obstacles : à mesure que j'abandonne la tête, elle reprend sa position transversale.

Après une heure d'attente, et deux heures après que la poche est ouverte, emploi du forceps assemblé. D'abord, en suivant la règle qui veut que le forceps réponde à la suture médiane de la tête, et soit conduit sur la main qui est opposée à l'aine vers laquelle les manches du forceps sont tournés, j'introduis la main droite pour repousser la tête et ramener indirectement l'occiput en avant; mais la manœuvre est par trop difficile, la tête ne roule pas. J'use alors de la main gauche; celle-ci ramène l'occiput jusque vis-à-vis la cavité cotyloïde droite, et sur elle je conduis le forceps dans une direction un peu oblique de droite à gauche par rapport au bassin.

Le céphalomètre marque 97 millimètres (3 pouces 6 lignes); il est probable, d'après cette étendue, que la prise a eu lieu un peu diagonalement. N'importe, elle est solide ; des tractions modérées, d'abord en bas, puis en avant, à mesure que la tête descend, opèrent l'extraction.

L'enfant crie et paraît très-vigoureux. En effet, l'application a été oblique sur la tête. La branche gauche a laissé une petite ligne rouge sur la tempe droite au-devant de l'oreille, et la branche droite, répondant à gauche du bassin, a laissé une légère empreinte sur le pariétal gauche derrière l'oreille. Par suite de la présentation prolongée du pariétal gauche, les téguments de cette région sont engorgés, et la tête semble avoir éprouvé une dépression dans le côté correspondant, mais cet affaissement n'est qu'apparent : la tumeur disparaît en deux jours.

Suites normales.

CHAPITRE QUATRIÈME.

INCERTITUDES SUR LA POSITION.

ARTICLE PREMIER. — AUSCULTATION.

A. Battements directement en avant.

A. Position occipito-pubienne ou position occipito-sacrée.

B. Battements *à gauche* de l'abdomen.

B. Position occipito-antérieure gauche ou occipito-postérieure gauche.

C. Battements à droite.

C. Position occipito-antérieure droite ou position occipito-postérieure droite.

APPLICATIONS.

D. Battements en avant.	***D.*** Appliquer le forceps directement sur les deux côtés du bassin.
E. Battements à gauche.	***E.*** Ne pouvant discerner si l'occiput à gauche est en avant ou en arrière, il faut appliquer le forceps dans le sens de l'occiput en avant, à cause de la fréquence de cette position.
F. Battements à droite.	***F.*** Ne pouvant discerner si à droite l'occiput est en avant ou en arrière, il faut appliquer le forceps comme pour l'occiput en avant, à cause de la fréquence de cette position.

Art. II. — Erreur dans l'application.

L'application a eu lieu sur la main gauche, dans la pensée que l'occiput à gauche était en avant, tandis qu'il était en arrière : c'était la main droite qui devait être introduite. La tête aura été saisie selon son diamètre occipito-frontal; outre la difficulté plus grande de l'évolution des cuillers assemblées, il en résultera un écartement des crochets qui révélera l'erreur. (Voir la figure suivante.)

Position occipito-postérieure gauche prise pour une position occipito-antérieure gauche.

FIG. 22.

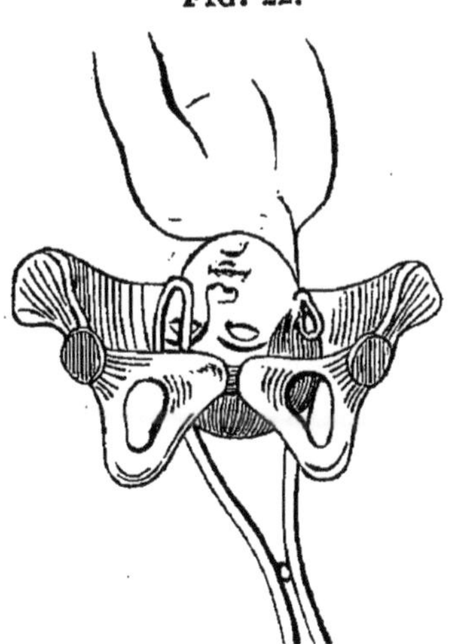

Si la tête est d'un petit volume, on pourra, dit M. Chailly, persévérer dans l'erreur. Par un mouvement considérable de rotation, on peut finir par amener l'occiput à peu près derrière les pubis; c'est une sorte de conversion de position du forceps qui fait parcourir à la tête presque la moitié du cercle pelvien.

Des faits de ce genre ne se sont jamais présentés dans ma pratique. Il est plus ordinaire de voir le forceps lâcher prise dans les cas où la tête, irrégulièrement saisie, rencontre de la résistance dans sa progression.

Néanmoins, si, par l'effet de l'erreur, on avait appliqué le forceps en sens contraire, et que la méprise ne fût reconnue que lorsque l'occiput aurait été amené en avant et après que le forceps aurait exécuté un mouvement de rotation très-étendu qui aurait donné à l'instrument une direction opposée à celle qu'il avait au début, il est indispensable de retirer le forceps pour le réappliquer dans le sens bis-iliaque : à moins que l'espace libre entre la tête et le bassin ne permît au forceps, dont on aurait au préalable agrandi l'espace qui sépare les cuillers, de revenir, en application directe, saisir la tête par les côtés, et cela sans qu'on le retirât; mais il vaut mieux le réappliquer.

ART. III. — INCONNU COMPLET DE LA POSITION.

1.

A. L'auscultation n'a fourni aucune lumière. On ignore et le sens antérieur ou postérieur, et le côté (droit ou gauche) auquel répond l'occiput.	***A.*** Appliquer le forceps dans le sens bis-iliaque.

2.

B. Le céphalomètre marque de 81 à 90 millimètres (3 pouces à 3 pouces 4 lignes).	***B.*** Il est évident, ou que la tête a été saisie dans le sens bi-pariétal, ou qu'elle est d'un petit volume. Dans ces deux cas, la progression a lieu sous des tractions ménagées.

3.

C. Le céphalomètre marque un diamètre de 94 à 108 millimètres (3 pouces 6 lignes à 4 pouces.)

Les tractions directes ont prouvé la résistance de la tête.

Il est évident que la tête est saisie diagonalement ou qu'elle est d'un gros volume.

C. Il est indiqué de faire décrire à la tête son mouvement de rotation.

Or, l'occiput se trouvant en avant, à gauche le plus souvent, il faut commencer par diriger la concavité des cuillers de *gauche à droite.*

Si l'occiput est en arrière, le front sera également amené derrière les pubis par ce mouvement.

4.

D. Les tractions sont plus fructueuses en haut.

D. Il est probable qu'on a affaire à une position occipito-antérieure.

5.

E. Les tractions ont plus de succès en bas.

E. Probabilités en faveur d'une position occipito-postérieure.

6.

F. Les tractions ainsi dirigées (la concavité regardant le côté droit) n'ont pas de succès ; il y a probablement méprise.

F. En supposant que la position soit une occipito-droite antérieure, ou gauche postérieure, il faut ramener la concavité des bords à gauche pour faire exécuter la rotation dans ce sens.

Selon que c'est le front ou l'occiput qui s'avance, on a plus ou moins de succès dans les tractions en bas ou en haut.

En résumé, dans l'inconnu de la prise diagonale, chercher d'abord à opérer la rotation de la tête de gauche à droite, puis de droite à gauche, si on ne réussit pas dans le premier sens. Par un mouvement de rotation exagéré, on amène ainsi derrière la symphyse pubienne l'occiput ou le front.

Mais cet inconnu est rare. Je ne l'ai jamais rencontré grâce à l'introduction de la totalité de la main.

B. Applications supra-pelviennes.

A. *Bassin bien conformé.*

CHAPITRE PREMIER.

Considérations générales.

J'appelle *supra-pelviennes* les applications dans lesquelles la tête repose, soit en totalité, soit en grande partie, sur la marge du détroit supérieur. Une sorte de commencement d'engagement de la tête dans le détroit ne range pas l'application au nombre des intra-pelviennes, attendu que le forceps doit être porté assez haut pour que les cuillers dépassent de beaucoup le détroit, et présente presque autant de difficultés que si la tête se trouvait tout entière au-dessus du détroit.

Dans un des chapitres précédents, je me suis livré à quelques considérations sur le choix que l'on doit faire d'une application oblique ou d'une application directe.

Sans parler des difficultés attachées à telle ou telle direction, j'ai conclu à l'application bis-iliaque ou à la prise diagonale, alors que la tête, encore fort élevée, ne peut être saisie solidement par les côtés et cheminer à travers le canal pelvien.

Je dois dire que la construction du forceps ajoute un puissant motif aux raisons que j'ai énumérées. Plus l'application s'éloigne du placement des cuillers sur les côtés du bassin, plus elle devient difficile; et plus on s'élève dans la hauteur du pelvis, plus les difficultés de l'application oblique augmentent.

Le forceps courbé par Levret sur les bords s'accommode à l'axe du détroit inférieur et à l'axe du détroit supérieur; il peut s'introduire dans l'utérus; mais, du moment que la concavité des bords de l'instrument perd ses rapports avec le derrière de la symphyse des pubis , non-seulement les avantages de la courbure sur les bords du forceps disparaissent, mais la proéminence de la face externe de la cuiller constitue un obstacle, en même temps que la courbure des bords devient au moins une inutilité. Aussi les cuillers peuvent-elles d'autant moins s'écarter l'une de l'autre que leur application se rapproche du sens antéro-postérieur.

C'est là la considération sur laquelle on s'appuie généralement pour donner le précepte de placer , dans tous les cas , les branches du forceps , *l'une à droite l'autre à gauche ,* sans s'inquiéter de la position. L'avantage que je trouve, dans le forceps assemblé, de saisir la tête très-haut , de surveiller l'application avec la main conductrice , etc. , me rend moins absolu dans l'observation de ce précepte. Je puis sans peine placer le forceps obliquement par rapport au bassin , une branche derrière la cavité cotyloïde, l'autre devant la symphyse sacro-iliaque , sans que les manches refoulent le périnée , car l'écartement des manches est en raison inverse de celui des cuillers.

J'admets donc les applications supra-pelviennes obliques par rapport au bassin. Mais avant d'aborder le chapitre des applications spéciales , jetons un coup d'œil sur les difficultés du placement régulier du forceps au détroit supérieur , et voyons si la réunion des deux branches obvie à une partie des inconvénients attachés au principe de la disjonction.

§ I. — *Difficultés de l'application supra-pelvienne du forceps en général.*

Ces difficultés proviennent :

1o De l'ignorance de la position ;

2o De la mobilité de la tête ;

3o De sa grande élévation ;

4o Du manque de guide pour surveiller l'instrument ;

5o De la difformité du bassin ;

6o De la position transversale, laquelle, d'après certains accoucheurs français, demanderait une application antéro-postérieure ;

7o De la non-flexion de la tête.

Nous allons passer en revue ces diverses circonstances, pour juger si, en saisissant la tête avec les deux branches à la fois, on remédie à une partie des difficultés.

« Lorsque *rien n'est engagé* dans l'excavation, dit
» Mme Lachapelle (1), l'application devient très-difficile
» et souvent dangereuse. On a bien plus de facilité alors
» à aller chercher les pieds, et plusieurs fois j'ai été
» forcée d'en venir là, après avoir cherché sans succès
» à appliquer le forceps. Je ne condamne point pourtant
» tout-à-fait son usage, mais je crois qu'il exige beaucoup
» de sagacité et d'habitude. »

La version exposant l'enfant à plus de dangers, il faut que l'accoucheur cherche à acquérir les qualités réclamées par Mme Lachapelle ; si on manque de sagacité et d'habitude contractée au moins théoriquement, quel que soit le perfectionnement du forceps, son emploi sera toujours difficile et même dangereux.

____

(1) Tome I, pag. 68.

Mme Lachapelle ajoute :

« *La hauteur de la tête* rend souvent le diagnostic
» impossible ; donc on agirait en aveugle. La position
» étant connue, la tête située au-dessus du bassin se
» dérange aisément sous la première branche, et peut
» rendre fautive l'application de la deuxième. »

Sans doute, dans tous les cas, nous devons chercher à
nous assurer de la position ; mais, cette position connue,
la tête risque moins de se déranger alors que la main
assure la prise de la part des deux cuillers qui agissent
de concert.

« Cette mobilité fait encore que la tête, poussée par
» les branches, remonte plus haut et n'est prise que par
» le bout du forceps. »

La pression à travers la paroi abdominale par la main
d'un aide peut empêcher la tête de fuir au contact des
branches.

« L'application sera d'autant plus difficile, que les
» branches, arrivées à une certaine hauteur, n'auront
» *plus de guide*. La main remplit le vagin et les empêche
» de cheminer convenablement, loin de leur être utile.
» La tête est trop mobile et trop haute pour leur servir
» de conducteur comme quand elle est dans l'excavation.

» Joignez à cela la *difformité du bassin*, cause ordinaire
» de l'élévation de la tête, et qui détourne et dévie les
» branches du forceps. »

Le plus grand inconvénient est la mobilité de la tête,
qui cause la perte des rapports de la première branche
au moment du placement de la seconde. Mme Lachapelle
amoindrit le secours fourni par la main, et exagère l'embarras qu'elle apporte ; car la main, poussée assez avant

pour opérer la version, peut tout aussi bien éclairer la position et servir de guide.

Quant à la difformité du bassin, les difficultés qui en résultent se font aussi bien sentir dans l'état assemblé que dans l'état disjoint, mais pas davantage. L'expérience me l'a prouvé.

« La position *transversale*, dit Mme Lachapelle, est, » dans certains cas, la cause d'une application irrégulière; » il faudrait alors qu'une branche fût en avant et l'autre » en arrière. Ce serait une chose absolument indispensable » dans la position transversale de la face. Eh bien ! la » chose est impossible, le périnée repousse en devant le » forceps et lui donne une obliquité telle, par rapport au » détroit supérieur, qu'il ne pourra laisser entre les » cuillers l'espace suffisant pour contenir la plus petite » tête. »

Les inconvénients signalés dans les lignes qui précèdent tiennent à ce que le forceps en usage, étant croisé, les manches s'écartent en même temps que les cuillers : mon forceps, n'étant point croisé, ne refoule nullement le périnée; il peut donc se rapprocher davantage de l'application antéro-postérieure.

« Pour que l'application fût possible, il faudrait que » le forceps fût dirigé suivant l'axe du détroit supérieur. » Mais, pour lui donner cette direction, il faudrait faire » reculer le périnée jusques au niveau du bas du sacrum. » C'est cette difficulté-là sans doute qui a si souvent fait » croire à l'enclavement transversal que je n'ai jamais » observé. »

D'où nous concluons qu'il faut, avec les Allemands, recourir à l'application *oblique* dans les positions vraiment

transversales, ou même à l'application parfaitement bis-
iliaque.

« Enfin, dernière difficulté : si c'est la tête qui se
» présente, on la saisira, soit par un de ses côtés, soit
» du front à l'occiput, à une époque où elle n'est pas
» encore fléchie, où elle présente au bassin son diamètre
» occipito-frontal, et c'est dans cette position vicieuse
» qu'on la forcera de descendre. Ajoutez à cela que, pour
» la même raison, la face se trouvant sur la même ligne
» horizontale que l'occiput, si on applique le forceps sur
» les extrémités du grand diamètre, une branche portera
» sur la face. »

Cet inconvénient ne doit pas empêcher d'appliquer le
forceps lorsque la version ne peut être opérée, et que le
forceps, conduit sur les parties latérales de la tête, lâche
prise. (Voir l'Obs. de Mme F. de Bonnieux, n° 41e.)

§ II. — *Dangers de l'application supra-pelvienne.*

« Le premier, le plus fréquent, mais non le plus grave
» par lui-même, c'est le glissement du forceps. Il peut
» glisser sur la tête en deux sens : dans le sens vertical
» et dans le sens horizontal.

» Le premier est le plus fréquent. Il a lieu toutes les
» fois que la tête est au-dessus de la pleine portée du
» forceps, ou qu'elle a remonté pendant l'application ,
» de manière à n'être saisie que par le bout des cuillers.
» Elle leur échappe aisément, et l'instrument vient seul,
» quelle que soit la force avec laquelle on serre les
» cuillers. Ce glissement est favorisé par la mollesse du
» crâne. »

J'ai suffisamment dit le rôle que joue la main conductrice pour éviter ce glissement. Dans l'état *assemblé*, le

forceps ne peut guère présenter ce danger signalé par Mme Lachapelle au sujet du forceps disjoint.

« Le glissement dans le sens horizontal n'est pas rare » dans les bassins difformes , qui contrarient la marche » des branches et empêchent de les bien opposer l'une » à l'autre.

» La mobilité de la tête peut aussi en être la cause. » Le rapprochement facile des crochets indique alors que » le forceps n'a rien saisi , que la tête a fui devant ou » derrière les cuillers, qu'elle n'était prise que par les » bords et pincée dans une petite partie de sa surface et » dans deux points rapprochés; il faut bien alors retirer » les branches après les avoir désarticulées. »

Ces accidents nous indiquent qu'il ne faut, s'il se peut, dans l'application du forceps assemblé , retirer la main conductrice que lorsque la tête est parfaitement saisie.

A ce glissement vertical et horizontal il faut ajouter le glissement *par bascule* ; j'ai observé ce genre d'échappement dans le temps où je faisais usage du forceps ordinaire ; une fois aussi dans un des cas qui suivront.

Ce glissement peut se montrer surtout dans les cas où la tête, encore située au détroit supérieur, est prise par les côtés. Si, au lieu de saisir la tête vis-à-vis les oreilles et le col par la partie moyenne, le forceps, dont la courbure considérable sur le bord favorise l'action suivante, la saisit par une des extrémités de l'ovoïde, les efforts imprimés partiellement à la tête lui font exécuter un mouvement de bascule ; la tête s'engage par l'occiput ou par la face, et le forceps lâche prise parce que le côté de la tête qui n'a pas été saisi remonte, tandis que l'autre s'échappe d'entre les cuillers.

On peut rendre ce glissement à peu près impossible en appliquant le *forceps assemblé* obliquement sur la tête.

§ III. — *Dangers attachés aux différentes prises du forceps.*

La saisie antéro-postérieure ne fait pas courir à la tête plus de danger que la saisie bi-pariétale.

Dans la saisie diagonale, la pression inégale des bords des cuillers sur des parties dont la convexité s'adapte moins bien à la concavité des cuillers, expose davantage le crâne aux dépressions, aux fractures.

Dans les présentations de la face, l'application du forceps sur le menton et sur le vertex peut causer au cou de graves désordres, sans compter que cette prise n'est pas solide.

CHAPITRE DEUXIÈME.

INDICATIONS FOURNIES PAR LES DIVERS TEMPS DU TRAVAIL DANS LES POSITIONS SUPRA-PELVIENNES.

§ I. — *Position régulière.*

1.

A. La tête, régulièrement placée, reste élevée au-dessus du détroit supérieur *bien conformé*, pendant la période de dilatation et même dans les premiers temps de l'expulsion. Cette élévation tient :

a. Ou à une grande quantité de liquide amniotique ;

b. Ou à une inclinaison insuffisante de l'utérus en avant, surtout chez les primipares ;

c. Ou à la résistance du col.

A. Ces divers obstacles sont ordinairement aisément surmontés par les progrès du travail.

Il faut donc attendre quelque temps, pendant que l'on soutient les forces générales et l'énergie de l'utérus.

2.

B. Quoiqu'il n'y ait pas urgence, l'expectation a été poussée assez loin. Dans l'intérêt de la femme et du fœtus, il faut agir.

B. Ouvrir les membranes, et, dans cette introduction, opérer ou la version ou l'application du forceps, selon les motifs de préférence déjà énoncés.

Remarque. — Après que les membranes sont ouvertes, on donne communément le précepte d'attendre qu'on ait pu juger si la tête descend.

S'il y a urgence, cette expectation est mauvaise sans contredit. Mais alors même qu'il n'y a pas réellement urgence, l'attente peut être préjudiciable. Aussitôt les membranes rompues, l'utérus tombe le plus souvent dans l'inaction; durant ce temps plus ou moins long, il peut se faire que la tête ne s'engage point, et que les eaux s'écoulent. Après un quart d'heure, et même dix minutes d'attente, on trouve le col fortement appliqué sur la tête, et, quel que soit le moyen de délivrance que l'on adopte, la manœuvre offre bien plus de difficultés.

C'est donc sur cette considération que je fonde le précepte d'agir, dès que l'on a ouvert la poche des eaux.

§ II. — *Position irrégulière. — Indication.*

1.

A. La tête est *irrégulièrement placée.* Fortement déviée, elle repose au-dessus du détroit supérieur, sur les pubis ou sur la fosse iliaque.
Il y a tendance à la production d'une présentation de l'épaule.

A. Chercher à ramener la tête au centre du bassin, soit à l'aide de la position donnée à la femme, soit à l'aide des moyens méthodiques de changer la situation du fœtus à travers la paroi abdominale ou à travers les membranes.

2.

B. Les manipulations extérieures ou par le vagin n'ayant pas eu de succès,
Et la dilatation étant suffisante.

B. Rompre les membranes, et, à l'instant même, ramener la tête comme on le fait dans la version céphalique.

3.

C. La tête a pu être ramenée au centre du bassin.

C. Pour éviter un nouveau déplacement, appliquer le forceps assemblé sans retard, et faire maintenir la tête par l'extérieur.

4.

D. La tête ne peut quitter sa position irrégulière.

D. L'immense avantage qu'il y a pour le fœtus à l'application du forceps, doit le faire tenter même dans une position irrégulière.

5.

E. Les eaux se sont complètement *écoulées*; la tête néanmoins conserve sa position vicieuse.
La présence d'une main ou d'un pied irréductible peut même être venue compliquer le cas.

E. Le degré de constriction utérine et de position de la tête peut seul ici dicter la préférence à accorder à la version ou à l'application du forceps.

6.

F. La tête est redressée; le travail est actif.

F. Livrer l'expulsion aux efforts utérins.

7.

G. Les forces générales sont épuisées ou l'utérus est tombé dans l'inertie.

G. Appliquer immédiatement le forceps.

Remarque. — On dit en général que, dans les cas de ce genre, quand il n'y a pas urgence, il convient d'attendre que le travail ramène la tête au centre du détroit, et l'on ne précise pas le point où l'expectation doit s'arrêter. Les grandes difficultés que j'ai éprouvées, alors que ces anomalies avaient été abandonnées à la nature par les sages-femmes, m'ont imposé la règle d'*agir* dès que la dilatation le permet, et, une fois la tête bien placée, de l'amener avec le forceps, à moins qu'une vive douleur ne fasse aussitôt engager la tête et que le travail ne soit immédiatement très-actif : circonstances qui se présentent très-rarement, après des longueurs qui ont épuisé les forces utérines.

§ III. — *Inconnu de la position.*

Ce que j'ai dit des incertitudes sur la position et de l'inconnu absolu s'applique aux positions supra-pelviennes.

Il faut alors, si, malgré toutes les explorations avec la main, on ignore la position, appliquer les deux branches sur les côtés du bassin, et chercher à dégager l'occiput ou le front qui se trouve derrière une des deux cavités cotyloïdes, en dirigeant la concavité des bords du forceps de gauche à droite, à cause de la fréquence de la position de l'occiput antérieurement à gauche; puis, si la manœuvre n'a pas de résultat, reporter la tête de droite à gauche, en opposant à une brusque sortie une force du corps qui règle la force de traction des bras.

§ IV. — *Mobilité de la tête au-dessus du détroit supérieur.*

L'introduction simultanée des deux branches et la prise par deux côtés à la fois rendent possible l'application du forceps à une grande élévation. La main et l'avant-bras servent de guide, et l'on peut s'assurer si la prise est bonne.

Quant à la mobilité de la tête, on remédie aux difficultés qu'elle entraîne en faisant exercer à travers la paroi abdominale une pression ménagée qui fixe la tête et qui reporte l'utérus en arrière, afin que les axes se correspondent mieux.

§ V. — *Disjonction des branches.*

Si, pour quelque cause qui devient d'autant plus rare que l'on s'élève à une plus grande hauteur du bassin bien conformé, on est forcé de renoncer au principe de la

jonction, on peut encore, *après avoir séparé les branches,
les introduire conjointement sur la même main*, puis les
mettre en place l'une après l'autre, la première étant
tenue par un aide pendant que l'on agit sur la seconde.

Autant que possible, la main ne doit être retirée que
lorsque l'application est complète.

On peut encore, dans certains cas où le peu d'espace
entre la tête et la marge du détroit rendrait le passage
des deux branches par trop difficile, conduire successivement sur la même main (sans la retenir) les deux branches, ainsi que je l'ai vu pratiquer par M. le docteur
F. Hatin.

§ VI. — *Soins préliminaires.*

Je dois rappeler ici les précautions de l'opérateur pour
que les deux branches superposées soient conduites avec
ménagement, avec douceur sur la main qui déjà a éclairé
la marche et a levé tous les obstacles. Dans aucun cas,
les cuillers ne doivent pénétrer plus avant que l'extrémité
des doigts ; on est sûr ainsi de ne jamais faire fausse
route, de n'aller point heurter contre le cul-de-sac du
vagin. Ainsi on est dispensé de cette manœuvre peu sûre
que l'on emploie dans l'introduction de chaque branche
séparée, à savoir : que, pour acquérir la certitude que
la branche est bien placée, on doit pouvoir l'introduire
plus profondément et rencontrer un obstacle à son retrait
de la part de la tête. Dans l'application du forceps
assemblé, la main conductrice protége efficacement les
organes, et ne se retire qu'après avoir donné l'assurance
que de bons rapports sont établis entre le forceps et la
tête saisie.

CHAPITRE TROISIÈME.

APPLICATIONS.

ARTICLE I. — POSITIONS DIRECTES.

§ I. — *Position occipito-su-pra-pubienne.*   § II. — *Position occipito-su-pra-sacrée.*

FIG. 23.   FIG. 24.

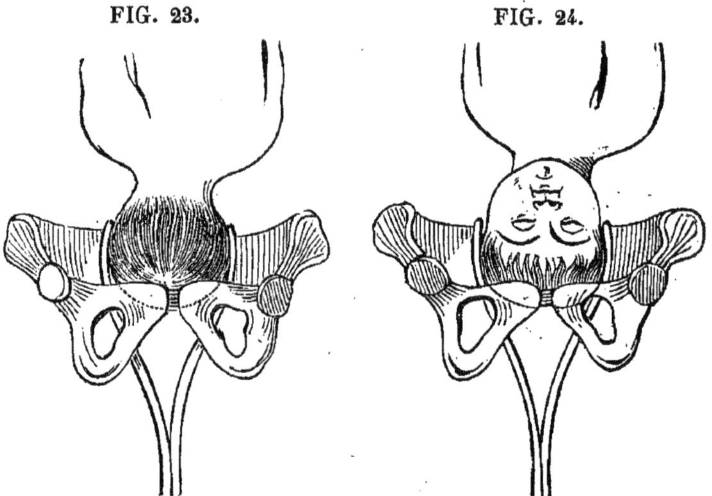

A. L'occiput répond au haut de la symphyse pubienne dans le premier cas; c'est le front dans le second.

A. Dans ces positions directes, fort rares, le forceps s'accommode trop bien au bassin et à la tête pour que le précepte de la saisir directement par le diamètre bipariétal ne soit donné avant tout autre ; mais ne perdons pas de vue que lorsque la tête rencontre dans le canal pelvien des obstacles qui rendent sa marche un peu difficile, la prise n'offre pas toute la solidité désirable , et qu'il peut devenir nécessaire, après un ou plusieurs échappements, de donner à l'instrument une certaine obliquité.

Je n'ai pas besoin de rappeler que les tractions doivent avoir lieu de haut en bas dans le sens de l'axe du détroit supérieur, et que de temps en temps on doit introduire deux doigts pour voir si la tête descend en même temps que le forceps.

Celui-ci est tenu par une main placée en dessous, près de la jonction, et par l'autre main en dessus des crochets (Fig. 25).

Art. 2. — Positions obliques.

FIG. 25.

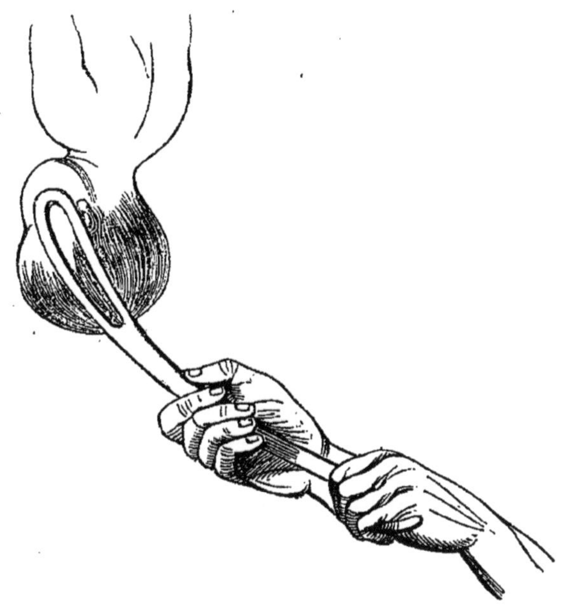

L'application du forceps, à quelque mode qu'elle appartienne, est possible dans la direction de la symphyse sacro-iliaque à la cavité cotyloïde opposée.

La branche postérieure s'accommode aussi bien à la direction du bassin que si elle était placée sur le côté.

Quant à la branche qui répond à la cavité cotyloïde, quoiqu'elle soit placée aussi défavorablement que si elle était derrière le pubis, il y a assez d'espace pour que la tête puisse être saisie.

§ I. — *Position occipito-supra-cotyloïdienne gauche.*

FIG. 26.

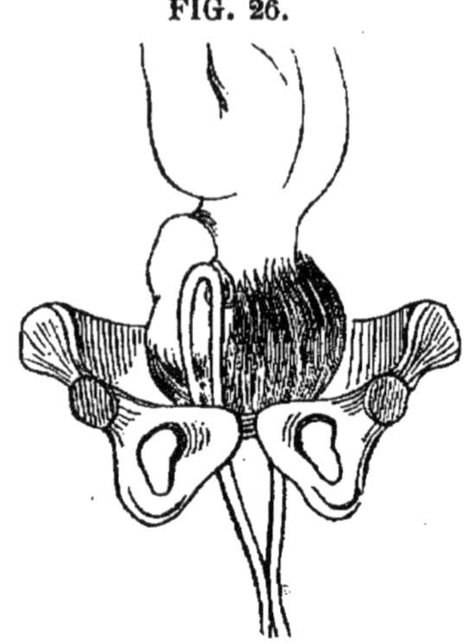

A. L'occiput est placé au-dessus de la cavité cotyloïde gauche.

A. On a le choix entre une application bis-iliaque et une application diagonale dans laquelle on saisit la tête par les côtés. L'avantage que l'on a de terminer l'accouchement d'un seul trait, quand on a pris la tête bi-pariétalement, peut faire pencher pour l'application sur les côtés de la tête. Dans ces cas, on conduit le forceps sur la main gauche, et l'on fait exécuter aux manches *un mouvement de gauche à droite* qui ramène sous l'arcade du pubis l'occiput.

Si on a opté pour l'application bis-iliaque, et que le diamètre oblique suivant lequel la tête a été saisie soit un peu considérable, il devient indispensable de reprendre la tête pour la dégager directement sous l'arcade pubienne.

Décubitus de la femme sur le côté droit si on saisit la tête par les côtés ; et sur le dos si on applique le forceps dans le sens bis-iliaque.

CLINIQUE DE LA POSITION SUPRA-COTYLOIDIENNE GAUCHE.

OBSERVATION 35e, recueillie par M. Felician, médecin à S...—*Multipare ; quarante-huit heures de travail ; procidence du bras ; forceps assemblé ; enfant mort apoplectique ; lésions thoraciques chroniques chez la mère ; engorgement pulmonaire ; mort.*

Marie Mery, de S..., âgée de 40 ans, atteint sans accident le huitième mois de sa neuvième grossesse. Le 2

Janvier 1840, après une chute que cette femme fait dans un voyage entrepris malgré le froid, la suffocation à laquelle elle est sujette depuis long-temps devient beaucoup plus forte. Je pratique au bras une forte saignée après laquelle je perds la malade de vue.

Samedi soir, 25 Janvier, appelé auprès de la femme Mery, je la trouve en travail et assistée par la sage-femme de la localité. Après avoir constaté que la poitrine est très-engorgée et que la suffocation est des plus intenses, je pratique une nouvelle saignée assez abondante.

Le lendemain, dimanche, la sage-femme déclare que l'accouchement n'est pas naturel ; je trouve les eaux écoulées depuis quelques heures et le bras dans le vagin. L'état général de la femme nous inspirant des craintes, d'un commun accord nous réclamons l'assistance de M. le docteur Camille Bernard. A son arrivée, qui a lieu à 7 heures du soir, les contractions utérines ont dilaté complètement le col de l'utérus; mais, malgré les violents efforts de ce viscère et des muscles abdominaux, la tête n'a pas fait de progrès, retenue qu'elle est par le membre qui se présente. La femme n'a pas senti les mouvements du fœtus depuis l'avant-veille.

Après s'être assuré par le toucher que la tête se présente dans une position occipito-antérieure-supra-pelvienne gauche, et que c'est l'épaule qui, sans se présenter directement, oppose cependant un obstacle à la progression de la tête, dans l'intervalle de deux contractions, M. C. Bernard repousse le bras, fait remonter l'épaule et cherche à faire engager convenablement la tête. Il y parvient ; mais la femme étant épuisée par un travail de quarante heures, et les cris ayant augmenté la suffocation, l'indication à l'emploi du forceps nous paraît évidente. L'évacuation des eaux date de quinze heures.

La femme ayant été convenablement placée au bord du lit, M. C. Bernard procède ainsi qu'il suit à l'application du forceps assemblé :

La main gauche ayant été d'abord insinuée sous la tête du fœtus, obliquement de gauche à droite, le forceps est saisi de la main droite au point de jonction des deux branches. A mesure que l'instrument est introduit, les doigts de l'opérateur décroisent les branches jusques à les faire arriver aux deux tiers de leur développement. Une contraction utérine fait suspendre un instant la manœuvre. Le déploiement est presque complet, surtout à l'aide de la main conductrice, et le forceps a été introduit au ras de la charnière centrale, lorsque M. C. Bernard retire la main placée à l'intérieur. Abaissant alors l'instrument sur le périnée, à l'aide des deux mains agissant sur les crochets, il achève l'évolution des cuillers. Le diamètre de la tête dépassant 93 millimètres (3 pouces 4 lignes), les crochets sont mobilisés sur le régulateur ; le forceps est fermé à l'aide du verrou, et l'application est déclarée achevée. Cette manœuvre exécutée sans aide, à travers des mouvements lents, réguliers, en apparence faciles, malgré la position supra-pelvienne de la tête, puis suspendue un peu de temps à cause de la contraction utérine, a duré une minute et demie au plus.

M. C. Bernard, dans la vue de bien disposer le moral de la femme, laisse quelques instants s'écouler ; puis, après avoir fait soutenir le bassin, il procède à l'extraction. A la direction du forceps dont la fermeture est tournée vers le pubis et les crochets vers la cuisse gauche, et au degré de profondeur de l'introduction, on juge que le forceps est appliqué au détroit supérieur pour une position oblique occipito-antérieure gauche. Les efforts de traction dans le sens de l'axe du détroit supérieur, puis un mouvement de circumduction de gauche à droite, font engager la tête dans le bassin et décrire la rotation. Enfin, une contraction utérine venant en aide, la tête plonge en entier dans l'excavation pelvienne.

De légers temps de repos, des encouragements soutiennent les forces et le moral de la femme ; au moment où l'occiput paraît à la vulve, l'opérateur latéralise les mouvements. D'une main il soutient le périnée, de l'autre il fait décrire aux branches du forceps un arc de cercle qui va aboutir à l'abdomen de la femme, et l'extraction de la tête est complète. Les épaules ne s'engageant point, les doigts passés sous l'aisselle gauche amènent le bras, puis le corps est extrait. A peine les pieds sont-ils sortis que M. C. Bernard introduit la main dans le vagin pour s'assurer de l'état de l'arrière-faix. Celui-ci se trouvant détaché, sa sortie a lieu immédiatement.

La femme, mise dans son lit, reçoit les soins d'usage.

L'enfant est sans vie ; l'enlèvement de l'épiderme prouve que la mort remonte à plusieurs jours. La tête saisie régulièrement offre plusieurs endroits où l'épiderme a été enlevé durant l'extraction. Les cuillers du forceps n'ont imprimé aucune marque, si ce n'est à gauche où l'extrémité de la cuiller a laissé une légère dépression des téguments. Le corps de l'enfant est tuméfié.

Le lendemain, la femme est moins suffoquée. Les lochies coulent, le ventre est souple et à peine sensible au toucher.

3me *jour*. Les symptômes thoraciques prennent une nouvelle intensité ; le cerveau commence à s'embarrasser.

4me jour. La tête s'engorge de plus en plus et la poitrine aussi, sans que je puisse songer à opposer autre chose que des révulsifs. Les évacuations sanguines augmenteraient la prostration. Peu à peu la paralysie se déclare au côté gauche du corps, tandis que la main droite se livre à des mouvements carphologiques. La respiration devient stertoreuse et la malade succombe dans la soirée.

M. le docteur C^{le} Bernard, appelé dans la journée, avait trouvé le ventre souple, les linges mouillés par les lochies, et la matrice dans l'état qui est celui des nouvelles accouchées. Les organes externes de la génération, d'une parfaite intégrité, n'offraient pas la moindre tuméfaction. Tous les phénomènes pathologiques se sont montrés du côté de la poitrine et de la tête.

FELICIAN.

Réflexions de l'auteur. — Dans ce dernier cas, l'indication du forceps n'était pas fournie par l'obstacle opposé à la progression de la tête. Une fois l'épaule et le bras repoussés, la tête aurait pu s'avancer sous les contractions de l'utérus. Mais ici ce viscère, s'étant exercé en vain depuis 40 heures, avait perdu ses forces, et d'ailleurs l'état général de la malade réclamait un prompt secours. Malheureusement celui-ci a été porté alors que le cerveau avait reçu les matériaux de la congestion qui a amené l'apoplexie.

OBSERVATION 36e. — *Multipare; grossesse double; position occipito-supra-cotyloïdienne gauche; forceps assemblé; état normal.*

Je venais d'amener avec le forceps assemblé un premier enfant, à la suite d'un travail prolongé chez une femme de Lauris (voir l'observation 28e), lorsque le volume du ventre me fait soupçonner que l'utérus renferme un second enfant. Je vais à la recherche, et je constate la présence d'un fœtus dont la tête repose au-dessus du détroit supérieur, occiput en avant et à gauche. Le premier avait eu l'occiput en avant et à droite. La poche est crevée.

Faut-il attendre, ou faut-il opérer immédiatement? La femme est on ne peut plus fatiguée. Les contractions seront peut-être lentes à se réveiller, et rien ne nous promet que le travail confié à la nature puisse être terminé par elle. Il est aussitôt décidé que nous profiterons du relâchement de l'utérus pour extraire le second enfant. J'ai la confiance que, malgré la grande hauteur à laquelle la tête est placée, je l'atteindrai avec facilité.

Mes prévisions se réalisent, les deux branches se déploient sans obstacle et saisissent du même coup la tête par les côtés. J'amène un second enfant encore plus fort que le premier.

Suites naturelles. Cette femme allaite ses deux enfants (10 Juin 1843).

OBSERVATION 37e. — *26 ans ; primipare ; trois jours de travail ; torpeur de l'utérus ; position occipito-supra-pelvienne antérieure gauche ; application oblique du forceps assemblé ; état normal de la mère et de l'enfant.*

Mme de B......, femme d'un commandant d'infanterie, espagnol réfugié à Apt , est au terme de sa première grossesse. Le 12 Janvier 1842, de légères douleurs se font sentir. Le 13, elles prennent un peu d'accroissement. Le soir, demandé en consultation, je constate par le toucher que l'orifice a acquis la largeur de 15 millimètres.

Le 14, je revois Mme de B.... dans la matinée. Quoique

les douleurs soient revenues régulièrement à des intervalles assez rapprochés, à peine la dilatation a-t-elle acquis 8 millimètres de plus. Cependant le pouls, très-débile
la veille, s'est relevé sous l'influence d'une potion légèrement tonique. La journée s'écoule encore au milieu du
travail et n'amène aucun résultat avantageux.

A 4 heures du soir, espérant activer le travail, j'ouvre
les membranes qui font saillie.

A 5 heures, ce qui a été gagné est inappréciable, et la
femme devient de plus en plus languissante et découragée.

A 6 heures, j'administre 1 gramme de seigle ergoté
dans une potion, sans que les douleurs deviennent plus
actives. L'ergot ne provoque que quelques tranchées irrégulières qui ne contribuent en rien à l'ouverture de
l'orifice ; enfin l'abattement de Mme de B...... allant
toujours croissant, malgré la grande hauteur à laquelle
la tête se trouve, je me décide à aider à la dilatation et à
appliquer le forceps dès que l'ouverture de la matrice sera
suffisante. La rigidité du col me paraît causer tous les
retards.

J'introduis avec beaucoup de ménagement la main
gauche dans le vagin pendant une contraction, ensuite
je tente de pénétrer dans l'utérus, à l'aide d'un doigt,
puis de deux ; enfin, en soutenant mes tentatives, après
quelques instants de travail sur l'orifice, j'ai préparé suffisamment la voie au forceps. Sans retard je procède
à son application.

J'introduis les deux branches comme dans les présentations directes ; l'application est instantanée. Mais il n'en
est pas ainsi de l'extraction. Je mets environ dix minutes
à faire cheminer la tête dans l'excavation pelvienne. Arrivé
au détroit inférieur, j'éprouve une résistance considérable :

au bout de quelques instants, la tête sort brusquement sous un effort de la femme, et cause une petite déchirure du périnée. Cet accident n'a aucune suite; Mme de B.... se lève la première semaine, et allaite son enfant avec succès.

Les difficultés de l'extraction ont tenu à l'obliquité de la tête qui a été saisie diagonalement, une cuiller répondant au côté droit du front, et l'autre au côté gauche de l'occiput. A la hauteur à laquelle la tête a été prise, il est bien difficile qu'elle soit saisie autrement, surtout avant qu'elle ne soit fléchie.

Le peu de volume du diamètre oblique marqué par le céphalomètre 90 millimètres (3 pouces 4 lignes) a été cause que je me suis dispensé de la reprendre directement dans le sens bi-pariétal. Je conviens néanmoins que j'aurais pu rendre l'extraction plus facile et prévenir peut-être la déchirure du périnée si j'avais procédé à une seconde application sur les côtés de la tête.

OBSERVATION 38ᵉ — *Primipare; ouverture prématurée des membranes; application supra-pelvienne du forceps pendant la vie de l'enfant; résistance de l'utérus; temporisation; inertie de la matrice; deuxième application intra-pelvienne après la mort de l'enfant; couches naturelles.*

La femme Ag...., de S...., âgée de 22 ans, primipare, d'un tempérament nerveux-sanguin, d'une bonne constitution, ressent les premières douleurs le 17 Juin 1842, quinze jours avant le terme qu'elle assignait à sa grossesse. Le travail continue durant la journée du 17 et pendant la nuit suivante.

Sur le matin, la sage-femme trouvant la dilatation trop lente à s'opérer, ouvre la poche des eaux, alors que l'orifice a acquis à peine 5 *centimètres de largeur*. Cet expédient ne répondant point à son attente, le 18 au matin, je suis demandé par elle. Il est 9 heures.

Le col est assez dilaté pour permettre à la tête de s'engager jusques aux bosses pariétales, mais le travail qui l'a amené à ce point s'est suspendu. A l'heure qu'il est, il n'y a point de douleur. L'utérus est seulement contracté d'une manière permanente.

Craignant que la compression directe des parois de la matrice n'entraîne la mort du fœtus, après une heure d'attente, durant laquelle je ne suis pas d'avis de donner le seigle ergoté, je me décide à appliquer le forceps.

L'occiput est en avant et à gauche, au-dessus du détroit supérieur. Néanmoins le forceps assemblé conduit par la main gauche la saisit très-facilement. Les premières tractions me prouvent que je me suis trop hâté de me servir de l'instrument. Ce n'est point que le col ne soit suffisamment dilaté; ce n'est point que l'état du fœtus ne réclame une prompte délivrance, mais la contraction fixe n'a pas été suffisamment combattue par un bain de siége qui a été administré.

Je retire le forceps, et, avant de pratiquer une saignée, je laisse la femme se reposer.

Au bout d'une heure, le travail reprend avec énergie, mais les signes de la vie du fœtus sont négatifs. A 9 heures du matin, la dilatation du col est arrivée à sa plénitude. La tête a plongé dans l'excavation, l'occiput repose derrière la cavité cotyloïde gauche, mais là elle ne progresse plus. Après des efforts considérables, l'utérus tombe dans l'inertie, et le travail se suspend une seconde fois. J'attends encore une demi-heure.

Voyant alors le moment venu d'appliquer le forceps,

je procède comme dans les observations précédentes ; en quelques minutes j'amène sans peine un enfant du sexe masculin qui ne donne aucun signe de vie, malgré les soins qu'on lui prodigue.

Les suites sont naturelles. Dans la huitaine, la femme Ag... se charge d'un nourrisson.

Nous verrons cette faute de la sage-femme—l'ouverture prématurée des membranes—être commise aussi par une autre accoucheuse, et donner lieu à de grandes difficultés.

OBSERVATION 39e. — *Multipare ; 36 heures de travail ; position occipito-supra-cotyloïdienne gauche ; hydrocéphale ; forceps assemblé. Suites heureuses.*

Mme P..., de S..., âgée de 33 ans, ayant eu deux enfants venus à bien, est en travail depuis 36 heures. M. le docteur R......, appelé par la sage-femme, soupçonnant des obstacles que les efforts violents de l'utérus ne peuvent surmonter, me demande en consultation.

L'orifice est dilaté suffisamment, mais la tête, d'un gros volume, n'est point encore descendue dans l'excavation. L'occiput répond en avant et à gauche. La poche est ouverte depuis huit heures.

L'indication du forceps étant fondée sur le volume de la tête, je procède à l'application oblique supra-pelvienne du forceps assemblé. En un instant la tête est saisie et amenée dans l'excavation.

Le détroit inférieur est franchi avec assez de peine. L'enfant a un commencement d'hydrocéphale ; cependant il est vigoureux.

Suites naturelles (10 Juin 1847).

§ II. — *Position occipito-supra-sacro-iliaque droite.*

FIG. 27.

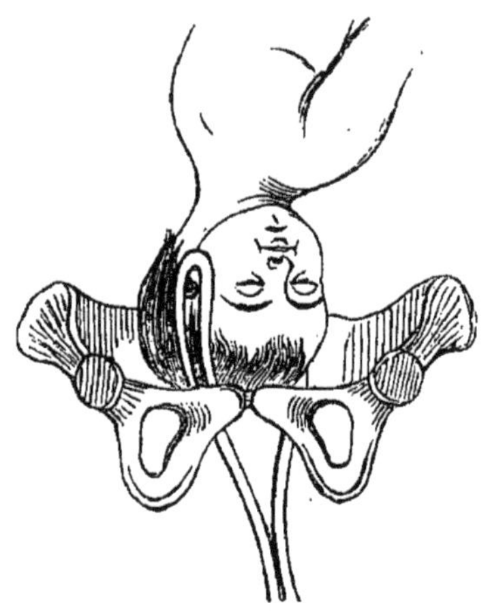

L'occiput répond en arrière et à droite. — Introduire le forceps assemblé sur la main gauche et l'appliquer ou obliquement par rapport au bassin sur les côtés de la tête, ou dans le sens bis-iliaque. (Voir les remarques faites au sujet de la position précédente.)

CLINIQUE DE LA POSITION OCCIPITO-SUPRA-SACRO-ILIAQUE DROITE.

Je n'ai recueilli aucune observation encore.

§ III. — *Position occipito-supra-cotyloïdienne droite.*

FIG. 28

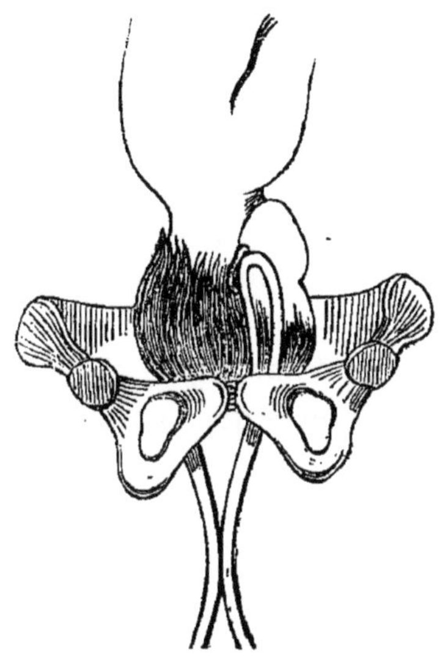

A. Cette position répond, quant à l'application du forceps, à l'oc-cipito-postérieure gauche.	*A.* Décubitus de la femme sur le dos si l'application du forceps est bis-iliaque, et sur le côté gauche si elle est oblique. Dans les deux cas, le forceps doit être conduit sur la main droite.

CLINIQUE DE LA POSITION OCCIPITO–SUPRA–COTYLOÏDIENNE
DROITE.

OBSERVATION 40e. — *Multipare ; inertie de l'utérus ; hé-morrhagie ; utérus en besace ; application du forceps in-fructueuse ; version ; enfant mort depuis plusieurs jours; suites heureuses.*

Je suis consulté, en 1841, par une femme de la com-mune de Cazeneuve, au sujet d'une crevasse vésico-vagi-nale opérée dans le cours d'un accouchement laborieux pendant lequel de nombreuses applications inutiles de forceps, de la part de deux confrères, avaient été suivies de la version.

Malgré cette lésion, réputée incurable à mon jugement et à celui de plusieurs chirurgiens de Montpellier, au nombre desquels se trouve mon confrère et ami le docteur Chrestien, cette femme devient de nouveau enceinte.

Le 23 Juin 1843, je suis appelé pour la délivrer. Le travail a commencé il y a douze heures, mais les contractions utérines se sont peu à peu éteintes. Le fœtus ne donne depuis quelques jours aucun signe de vie; l'utérus, mou, relâché, ne paraît jouir d'aucune contractilité. Le fœtus chute du côté sur lequel a lieu le décubitus de la mère; il y a six heures que la poche des eaux est vidée. Depuis lors il s'écoule par le vagin un sang fluide, noirâtre, qui arrive avec abondance au moment où je soulève la tête pour reconnaître sa position que je constate être occipito-supra-cotyloïdienne droite.

L'enfant étant mort, j'ai le choix entre la version et le forceps.

Convaincu de la facilité de l'application du forceps assemblé dans une région du bassin où l'instrument jouit de toute sa latitude de mouvement, et dans un cas où l'utérus n'oppose aucune résistance, j'introduis le forceps sur la main droite; puis, m'étant assuré que la tête repose entre les cuillers, je fais évolutionner celles-ci en m'apprêtant à extraire; mais je n'ai saisi que du vide. La tête s'est échappée. Aussitôt je réapplique le forceps avec toute la promptitude que réclame la perte. Le sang coule à fil. Nouvel insuccès.... Chaque seconde me semblant un pas de plus vers une terminaison funeste, je ne renouvelle pas mes tentatives, bien qu'elles ne m'aient pas fait perdre une minute. En quelques instants j'opère la délivrance à l'aide de la version.

C'est ainsi que je suis privé de compter au nombre des applications fructueuses du forceps assemblé une application dont le succès est certain, et qui ne peut manquer qu'autant que l'opérateur, préoccupé de quelque autre objet, ainsi que je l'ai été du danger résultant de l'hémorrhagie, oublie la chose la plus simple, la fixation de la tête dans l'immobilité par une légère compression à travers la paroi abdominale à l'aide d'une main étrangère.

A travers l'enseignement renfermé dans ce fait, on ne trouve pas moins une preuve de plus en faveur de la prompte et facile application du forceps assemblé aux régions les plus élevées du bassin.

Des frictions extérieures et des titillations à l'intérieur font revenir l'utérus sur lui-même, et arrêtent l'hémorrhagie qui dépendait du décollement anticipé du placenta et de l'excessive laxité de l'organe gestateur.

Suites heureuses.

§ IV. — *Position occipito-supra-sacro-iliaque gauche.*

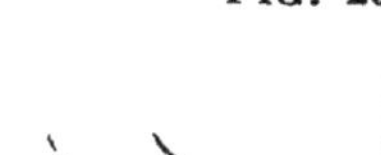

FIG. 29.

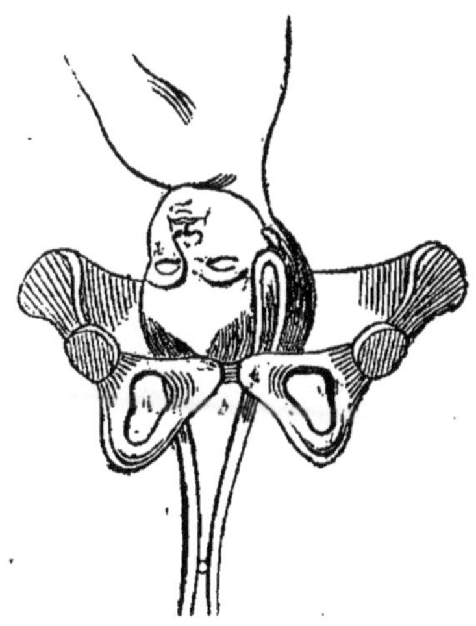

CLINIQUE DE LA POSITION OCCIPITO-SUPRA-SACRO-ILIAQUE GAUCHE.

OBSERVATION 41e. — *Multipare ; présentation de l'épaule ; version céphalique ; position occipito-sacro-iliaque gauche; application du forceps assemblé ; état normal.*

Mme F..., de Bonnieux, chez laquelle j'ai pratiqué, en 1845, la *version à double rotation du fœtus*, à l'occasion d'une présentation de l'épaule, entre en travail le 18 Avril 1849. Avant la rupture des membranes, le toucher me fait reconnaître cette fois encore une présentation de l'épaule. Au moment où la dilatation de l'orifice est complète, la poche des eaux crève, et je pratique la version céphalique.

C'est l'épaule gauche qui se présente ; le dos est en arrière et la tête repose dans la fosse iliaque gauche.

Le refoulement de l'épaule et l'abaissement de la tête permettent à celle-ci de se placer sur la marge du détroit supérieur, mais l'occiput répond en arrière et à gauche. Espérant que la tête plongera dans cette position, ou qu'elle se portera en avant sous les efforts utérins, j'abandonne le travail à la nature. Pendant deux heures les contractions sont très-énergiques, et cependant la tête ne chemine pas. Peu à peu les douleurs diminuent, et Mme F... tombe dans une sorte d'épuisement.

Jugeant l'intervention de l'art nécessaire, à cause du volume de la tête, j'applique le forceps assemblé diagonalement sur la tête. Celle-ci résiste et le forceps lâche prise. Ce n'est qu'à la troisième reprise que la tête, peu à peu amenée dans l'excavation pelvienne, est extraite.

Le diamètre bi-pariétal est de 94 millimètres (3 pouces 6 lignes). L'enfant est énorme et très-vigoureux. Les cuillers ont marqué diagonalement une ligne rouge qui s'efface dans la nuit. Couches heureuses.

Art. III. — Positions supra-pelviennes transversales.

J'ai accepté le précepte donné par la plupart des accoucheurs de ne point tenter l'application sacro-pubienne du forceps, c'est-à-dire une branche devant le sacrum et l'autre derrière le pubis. Cet instrument n'est pas construit pour être employé dans ce sens.

Il reste le choix entre l'application transversale ou bis-iliaque et l'application oblique ou sacro-ilio-cotyloïdienne.

§ 1. — *Position occipito-supra-iliaque gauche.*

FIG. 30.

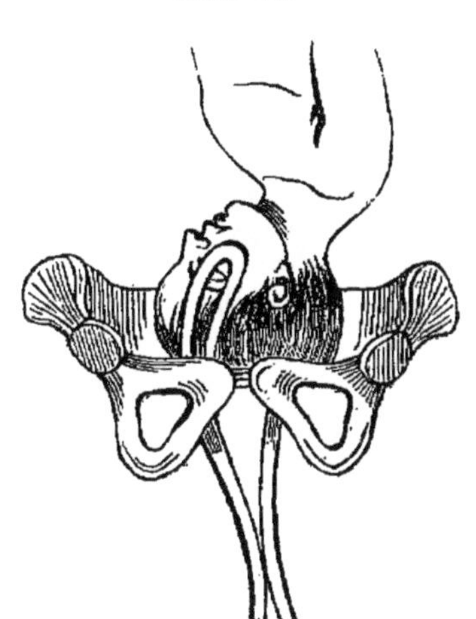

A. L'occiput répond directement à la fosse iliaque gauche.

A. Si la tête doit être saisie dans le sens antéro-postérieur, on peut se servir, pour conduire le forceps, de l'une ou de l'autre main; mais si on préfère l'application diagonale, il convient de conduire l'instrument sur la main qui correspond au côté vers lequel est tournée la face.

Il faut se souvenir que, dans la prise antéro-postérieure, la tête ne peut pas cheminer dans le sens direct, et que presque aussitôt il faut imprimer à l'instrument un mouvement de latéralité qui fasse engager la tête obliquement. Bientôt alors le forceps se trouve dans de mauvais rapports avec la tête et avec le bassin.

Je préfère la prise oblique, une branche sur une bosse frontale et l'autre sur la bosse occipitale correspondante.

A mesure que la tête descend dans l'excavation, pour qu'elle accomplisse son mouvement de rotation, le forceps est ramené par les manches vers la partie droite ou gauche du corps, selon la position. Si le diamètre saisi n'est pas très-considérable, on peut dégager la tête sans replacer le forceps bi-pariétalement; dans le cas contraire, on la ressaisit par les côtés, et on termine comme il a été dit déjà.

§ II. — *Position occipito-supra-iliaque droite.*

FIG. 31.

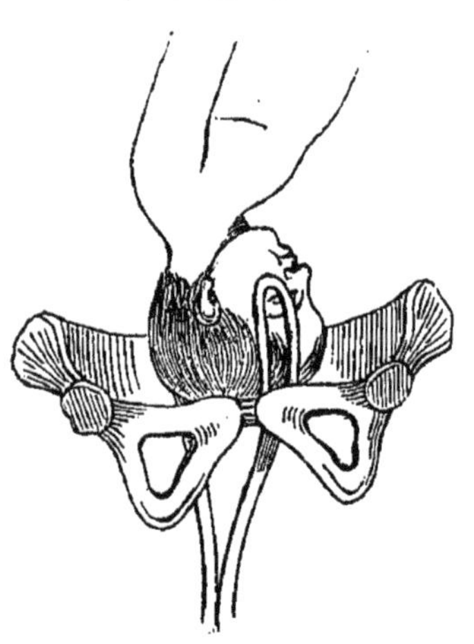

L'application est la même que dans la position précédente.

CLINIQUE DE LA POSITION OCCIPITO-SUPRA-ILIAQUE DROITE.

OBSERVATION 44e (*bis*).—*Présentation de l'épaule droite; position occipito-supra-iliaque droite ; dos en arrière; version céphalique; application du forceps assemblé ; réapplication directe intra-pelvienne; état normal de la mère et de l'enfant.*

Marie G....., de B......, âgée de 32 ans, enceinte pour la seconde fois, entre en travail dans la nuit du 4 au 5

Juin 1837 ; Mme B........, sage-femme, arrivant à 2 heures du matin, trouve la poche des eaux ouverte, et le bras droit engagé dans le vagin au-devant de l'épaule. Les tentatives qu'elle fait pour corriger cette vicieuse présentation sont inutiles. M. le docteur F......, appelé dans la matinée, essaie aussi en vain d'opérer la version sur les pieds.

Demandé en consultation par mon confrère, à 9 heures du matin je suis rendu auprès de cette femme.

Les forces sont en bon état ; la matrice se contracte vigoureusement ; la main droite, le pouce en avant, dépasse l'orifice de la vulve. La forme du ventre est irrégulière, l'utérus est plus élargi transversalement.

Toucher. — L'occiput repose sur le détroit supérieur, vis-à-vis l'éminence iléo-pectinée droite, au-dessus de l'épaule.

L'orifice de l'utérus est assez dilaté pour permettre l'introduction de la main ; mais le corps de ce viscère, fortement appliqué sur le fœtus, rend impossible l'insinuation de la main au-delà du col. Je cherche en vain à faire remonter le bras et à fléchir l'occiput. Ces premières tentatives exécutées avec la main gauche pendant quelques minutes, me démontrent l'inutilité des efforts que je ferais pour opérer la version podalique. L'utérus est vide depuis dix heures environ.

Après un instant de repos, je tente la manœuvre suivante.

La femme étant placée de manière que le bassin forme un plan incliné en arrière, avec la main gauche introduite dans l'intervalle de deux contractions, je soulève l'épaule assez pour que la main se trouve au milieu de la hauteur du vagin. Puis, retirant la main gauche, sur ma main droite placée obliquement vis-à-vis la symphyse sacro-iliaque gauche, et correspondant à la suture médiane de la tête, j'introduis avec facilité le forceps assemblé tenu de la main gauche ; alors, sans que je retire la main, mon confrère, désireux de bien juger du mécanisme de l'instrument, fait opérer aux cuillers leur évolution en trois ou quatre secondes. La tête, très-bien saisie, offre dans son diamètre 95 millimètre (3 pouces 7 lignes). Les diamètres du bassin sont à l'état normal. Je profite des efforts utérins pour opérer l'extraction. Mais le bras se présente de nouveau, et l'épaule vient disputer à la tête le passage du détroit supérieur, avant que j'aie pu imprimer à celle-ci aucun mouvement.

Voilà donc inutile le travail fait jusqu'ici. Il y a nécessité de retirer le forceps pour repousser de nouveau l'épaule. En quelques secondes, je ramène l'instrument. Je profite de la suspension de la douleur pour faire remonter l'épaule, de telle sorte que la main du fœtus réponde à la paroi postérieure droite du détroit supérieur; mais il faut se hâter. J'applique promptement le forceps comme la première fois ; puis, la douleur arrivant, je procède à l'extraction. Peu à peu la tête descend ; en quelques instants, après avoir accompli sa rotation, elle est placée directement dans la concavité du sacrum. Mais au moment où l'occiput paraît sous l'arcade pubienne, je m'aperçois que le forceps, tout en amenant la tête, a perdu un peu de sa prise; l'extrémité des cuillers répond au milieu des joues.

J'aurais pu laisser la tête franchir la vulve, mais quelques secondes suffisent pour que l'instrument soit replacé. La tête est amenée aussitôt. Elle a été saisie selon le diamètre occipito-mentonnier, et elle est sortie sans

obliquité. Les épaules suivent aussitôt. L'enfant respire,
l'instant d'après il crie. Le bras engagé, libre de toute
lésion, est porté à la bouche dès que l'engorgement dont
il est le siége est dissipé, ce qui a lieu au bout d'un quart
d'heure.

Suites heureuses.

B. BASSIN RÉTRÉCI.

CHAPITRE PREMIER.

GÉNÉRALITÉS.

Il règne encore beaucoup de vague quant à la possibilité de l'accouchement dans les cas de rétrécissement
du bassin. C'est que, pour procéder rationnellement, il
est indispensable de connaître tant les dimensions de la
tête que celles du bassin, et que communément la mensuration de la tête n'est point opérée.

Avant de tenter l'extraction, on se contente de la connaissance donnée par le pelvimètre des dimensions du
bassin, et de la connaissance approximative des diamètres
de la tête, fondée sur le terme moyen de sa grosseur aux
différents âges du fœtus.

En principe, avant d'opérer l'extraction je cherche à
connaître, à l'aide du céphalomètre gradué sur le forceps
assemblé, les dimensions du diamètre selon lequel la
tête a été saisie. Toutefois je ne puis condamner absolument l'essai de l'extraction dans certains cas où les
rapports n'ont pu être déterminés ; mais c'est à la
condition que des mains prudentes sauront abandonner
l'entreprise dès que l'emploi d'une force intelligente
aura été reconnu infructueux.

Ceci doit être *l'exception* , car l'impossibilité de mesurer la tête par suite du haut degré de viciation du bassin ou de la forte déviation de la tête, est déjà une grande présomption contre l'indication du forceps.

Je ne dirai donc point d'une manière absolue, avec Baudelocque, que 8 centimètres (3 pouces) sont la limite au-delà de laquelle il faut renoncer à l'emploi du forceps. Cette limite extrême, c'est le volume de la tête elle-même qui la fixe. L'expérience ayant prouvé que des têtes d'un petit volume, ou appartenant à des enfants venus prématurément, pouvaient être expulsées spontané-ment, il est rationnel de faire intervenir le forceps lorsque les efforts de l'utérus sont insuffisants.

CHAPITRE DEUXIÈME.

INDICATIONS.

ART. 1er. — EXCÉDANT DES DIAMÈTRES DE LA TÊTE SUR LES DIAMÈTRES DU BASSIN CONSIDÉRÉ EN GÉNÉRAL.

1.

Positions.	*Indications.*
A. La tête est retenue au-dessus ou à l'entrée du détroit supérieur par le défaut de proportion entre son volume et la capacité du bassin. Les membranes sont intactes. La tête jouit de sa mobilité ; à peine sa voûte fait-elle saillie, on peut la repousser aisément.	*A.* Avant la rupture des membranes, s'attacher à connaître les diamètres du bassin.

2.

B. Les eaux se sont écoulées depuis peu. La dilatation permet à la main de s'introduire.	*B.* Dès que l'introduction est possible, chercher à prendre avec le forceps la mesure de la tête.

3.

C. Les diamètres du bassin sont dans tous les sens ou d'un	*C.* Juger, d'après ce que peut faire gagner la réduction de la

côté seulement inférieurs à ceux de la tête, soit parce qu'ils n'atteignent pas le terme moyen, soit parce que la tête le dépasse.

tête, le meilleur parti à prendre quant à l'emploi du forceps ou quant à la version.

Si l'on se décide à attendre l'expulsion spontanée, placer la tête dans la position la plus avantageuse.

4.

D. Le travail dure depuis longtemps; la matrice, fatiguée de ses efforts inutiles, est tombée dans l'inertie.

Le liquide amniotique s'est entièrement écoulé ; la dilatation est complète; cependant, quoique la tête du fœtus offre une tumeur œdémateuse qui, au premier examen, ferait croire qu'elle a plongé dans l'excavation, elle est encore au détroit, et le fœtus n'a point cessé de vivre.

D. A ce point, il est plus difficile de mesurer le bassin et la tête, et les chances de l'application du forceps assemblé diminuent à cause de la diminution de l'espace résultant du gonflement des parties. Cependant, si la disproportion n'est pas exagérée, on peut tenter l'application du forceps assemblé ou disjoint.

5.

E. Au moment où l'accoucheur est appelé, la tête engagée offre une dépression plus ou moins profonde sur le point correspondant à l'endroit rétréci du bassin.

La tête n'avance plus, le fœtus peut être encore vivant.

E. Appliquer le forceps à l'état assemblé ou disjoint selon la plus grande facilité qu'on aura, et se livrer à des tractions ménagées.

6.

F. Le fœtus est mort, et les conditions ci-dessus existent.

F. Perforer et vider le crâne ; et si des tractions ménagées avec le forceps n'amènent pas la tête, la diviser avec le céphalotome, l'écraser avec le céphalotribe, ou la scier.

ART. II. — PROPORTIONS DU BASSIN ET DE LA TÊTE DANS LESQUELLES LA RÉDUCTION EST POSSIBLE SOUS LES EFFORTS DE L'UTÉRUS.

1.

A. Le plus petit diamètre du bassin est inférieur de 9 à 14 millimètres au diamètre *bi-pariétal* de la tête.

A. Pourvu que le plus petit diamètre compressible de la tête se trouve bien en rapport avec le plus petit diamètre du bassin, l'utérus

Le premier a 81 millimètres (3 pouces).

Le second a 90 à 95 millimètres (3 pouces 4 lignes à 3 pouces 6 lignes).

Les contractions utérines sont énergiques.

peut avoir assez d'énergie pour réduire la tête de 9 à 14 millimètres (4 à 6 lignes).

Il faut donc livrer le travail à la nature.

2.

B. Le diamètre rétréci a 81 millimètres (3 pouces); le diamètre bi-pariétal de 90 à 95 millimètres (3 pouces 4 lignes à 3 pouces 6 lignes).

Les efforts de l'utérus sont peu considérables, soit primitivement, soit consécutivement.

L'attente a été de cinq à six heures.

Le fœtus est vivant.

B. Le forceps est indiqué.

Les relevés statistiques prouvent que, à un rétrécissement de 3 pouces, la moitié des enfants sont venus vivants par délivrance spontanée, et cela attendu que la moitié au moins naissent avant terme et sont de petites dimensions.

3.

C. Après des tractions ménagées , la tête offre une résistance qui nécessiterait des tractions plus énergiques dont l'effet pourrait être funeste à la mère et au fœtus.

C. Admettre un délai proportionné :

1o A l'espoir fondé sur le rétablissement des forces utérines ;

2o Au degré de pression sur les organes ;

3o A la temporisation antérieure.

4.

D. De nouvelles tentatives un peu plus pressantes ont enlevé l'espoir d'amener au moyen du forceps l'enfant vivant.

D. Le rôle du forceps est fini.

C'est à l'accoucheur à se décider entre les moyens qui peuvent compromettre les jours de la mère pour sauver l'enfant, et ceux qui sacrifient le produit pour diminuer les chances mauvaises de la femme.

Sous le prétexte que le forceps est d'un emploi difficile et dangereux , les Anglais recourent fréquemment à la crâniotomie et la pratiquent de bonne heure.

En France, on n'a recours à celle-ci qu'après avoir tenté l'application du forceps, en tant cependant que l'enfant est vivant.

Mais si l'emploi du forceps est infructueux et que la vie du fœtus ne soit pas douteuse, quel parti prend-on généralement ? On se retranche dans une expectation non moins funeste au fœtus. Là on l'immole, ici on le laisse s'éteindre.

Ce n'est pas ici le lieu de traiter cette question humanitaire et religieuse. Elle trouve sa place à l'endroit des indications obstétricales qui doivent être remplies par d'autres moyens que le forceps.

5.

E. Le diamètre rétréci du bassin est réduit à 75 ou à 68 millimètres (2 pouces 9 lignes à 2 pouces 6 lignes).

Dans l'accouchement spontané, les trois huitièmes des enfants sont venus en vie, dont un tiers avant terme.

E. La tête, de petites dimensions, dépasse le plus petit diamètre du bassin de 9 à 12 millimètres (4 ou 5 lignes).

L'accouchement peut s'opérer spontanément.

Il faut attendre et livrer le travail à la nature.

6.

F. L'utérus ne peut accomplir l'œuvre.

F. Tenter le forceps avec tous les ménagements prescrits.

7.

G. La tête résiste.

G. Recourir aux autres moyens de délivrance.

8.

H. Le bassin a moins de 68 millimètres (2 pouces et demi) dans son plus petit diamètre.

Dans l'accouchement spontané, tous les enfants venus dans ces conjonctures sont morts.

H. L'emploi du forceps ne peut s'étendre au-dessous de 2 pouces et demi, et on ne peut descendre à ce degré de rétrécissement qu'en tant que la mensuration de la tête aura prouvé que le diamètre bi-pariétal ne dépasse le rétrécissement que de 9 à 12 millimètres (4 ou 5 lignes).

CHAPITRE TROISIÈME.

APPLICATIONS.

L'application du forceps dans le sens antéro-postérieur du bassin a été déclarée impossible même par les auteurs qui voulaient que le forceps portât toujours sur les côtés de la tête. Je suppose donc que la tête est située obliquement ou en travers.

Cette application dans le sens antéro-postérieur du bassin est impossible en général ; mais elle l'est surtout dans les cas de rétrécissement du diamètre sacro-pubien :

1º Attendu que les côtés de la tête sont serrés entre l'angle sacro-vertébral et le pubis ;

2º Que la courbure du forceps sur le bord n'est plus en rapport avec celle du bassin ;

3º Que la courbure sur le plat de la branche postérieure est bien moins prononcée que celle du sacrum, et que d'ailleurs elle répond plus haut ;

4º Enfin, que la convexité de la branche post-pubienne est opposée à la courbure du bassin.

Restent l'application oblique et la transversale. (Voir les figures suivantes.)

ART. Iᵉʳ. — RÉTRÉCISSEMENT ANTÉRO-POSTÉRIEUR.

SUPRA-COTYLOÏDIENNE DROITE.   SUPRA-ILIAQUE DROITE.

FIG. 32.   FIG. 33.

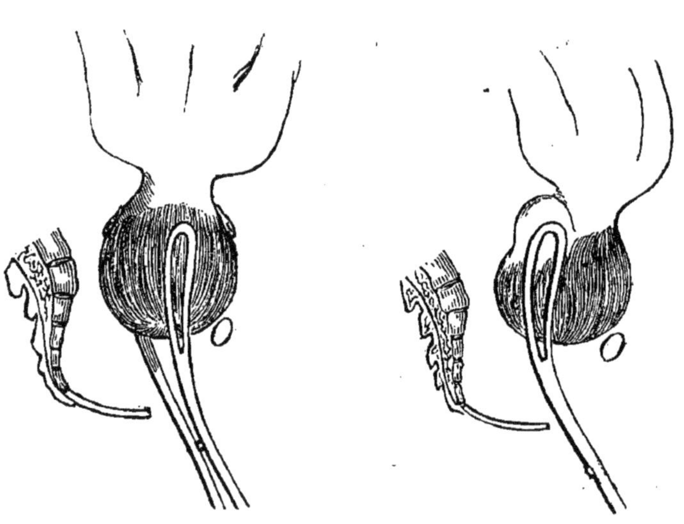

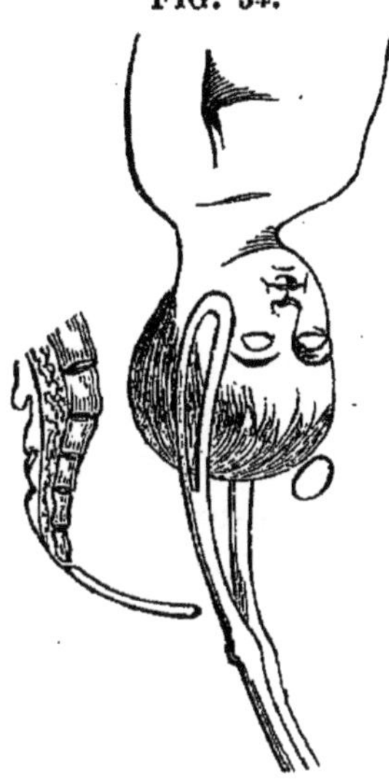

Fig. 32. Branche droite derrière la cavité cotyloïde droite.

Fig. 33. Application directe.

Fig. 34. Branche gauche derrière la cavité cotyloïde gauche.

Théoriquement j'avais considéré la *proéminence de l'angle sacro-vertébral* comme une contre-indication du forceps assemblé, alors surtout que la tête est déprimée dans un des pariétaux. L'expérience m'a prouvé que cette proéminence était évitée dans le déploiement des cuillers.

Il ne s'agit que d'apporter à l'application une légère modification qui consiste à déployer les branches un peu plus tôt qu'on ne le fait dans les cas où la tête n'est pas pressée d'arrière en avant du bassin.

De cet écartement il résulte que les cuillers, en se fuyant, évitent l'angle sacro-vertébral, et s'insinuent vis-à-vis les parties latérales du bassin, ou tout-à-fait transversalement ou obliquement.

Si l'on emploie les branches séparées, on doit placer d'abord celle qui paraîtra la plus difficile. Les règles ne diffèrent pas des précédentes.

Avant de se livrer à l'extraction, il faut prendre tous les moyens pour être fixé sur les proportions relatives des parties à extraire, et de celles du bassin.

Elle est bien faible la part de secours que l'on peut attendre de la réduction de la tête sous la pression des cuillers.

L'expérience m'a prouvé que, dans la position transversale de la tête, les pariétaux répondant au diamètre sacro-pubien, la compression de la tête dans le sens bisiliaque faisait saillir davantage le diamètre qui devait s'engager, et augmentait les difficultés. Une fois, entre autres, alors que je me servais encore du forceps disjoint, je fus obligé de recourir à la version. La tête qui n'avait pu franchir le détroit, ni sous les tractions du forceps, ni sous les efforts utérins, suivit le torse sans donner trop de peine. Cependant, si la tête est saisie diagonalement, et qu'elle soit comprimée avec assez de mesure pour que, d'une part, elle ne lâche pas prise, et que, de l'autre, elle ne gagne pas, selon le diamètre serré entre l'angle sacro-vertébral, ce que la pression des cuillers lui aura fait perdre dans le sens diagonal, on peut obtenir, à l'aide des tractions, une certaine réduction qui permette à la tête de descendre. C'est alors qu'on doit agir avec ménagement et lenteur, afin d'imiter la nature qui arrive à ses fins, après de nombreuses tentatives sagement distancées.

CLINIQUE DE LA POSITION OCCIPITO-SUPRA-ANTÉRIEURE GAUCHE.—BASSIN RÉTRÉCI D'AVANT EN ARRIÈRE.

OBSERVATION 42e. — *28 ans, primipare, 4 jours de travail, rétrécissement du diamètre sacro-pubien. Position occipito-supra-cotyloïdienne gauche. Application oblique. Enfant mort. Couches naturelles.* Phlegmasia alba dolens *consécutive. Mort.*

Le 15 Avril 1840, je suis demandé à B......, par M. J......., officier de santé, pour me joindre à lui dans un accouchement laborieux.

La femme M......., primipare, âgée de 28 ans, d'une

bonne constitution, a ressenti les premières douleurs il y a quatre jours. La sage-femme qui l'assiste me rapporte que la dilatation s'est faite lentement, mais que, depuis qu'elle avait été complète, la tête n'avait pas même commencé de plonger dans l'excavation pelvienne. M. J......, appelé alors, ayant reconnu par le toucher un vice de conformation du bassin, m'avait fait appeler aussitôt.

L'obstacle qui s'oppose à la descente de la tête est bien un retrécissement dans le sens du diamètre sacro-pubien, réduit à 84 millimètres (3 pouces), selon l'évaluation de ma main. (Rupture de la poche depuis 48 heures.)

L'indication de l'emploi du forceps étant évidente, je procède à l'accouchement.

La femme est placée au bord du lit; mais celui-ci, composé d'une seule paillasse, est fort bas.

Néanmoins je commence l'opération, me proposant de relever le bassin à l'aide de coussins. Le toucher m'ayant appris que l'occiput était à gauche et en avant, c'est sur la main gauche que j'introduis le forceps ouvert. Cette main, parvenue au détroit supérieur, soulève la tête qui repose sur l'angle sacro-vertébral, et facilite l'entrée du forceps assemblé dont les deux cuillers viennent d'être décroisées pour fuir l'angle saillant. Alors, retirant la main conductrice, j'achève le déploiement des cuillers.

En même temps que les cuillers se ferment, les manches du forceps sont fortement abaissés vers le périnée, afin que l'instrument réponde bien au centre du détroit supérieur dont l'axe est ramené très en avant par suite de la proéminence de l'angle sacro-vertébral; puis la totalité de l'instrument chemine encore l'espace de 54 millimètres (2 pouces) dans l'utérus.

Cette manœuvre exécutée lentement, sans le secours d'un aide, dure une minute. La tête, saisie obliquement, donne un diamètre de 90 millimètres (3 pouces 4 lignes). La cuiller gauche répond à la symphyse sacro-ischiatique gauche, et la cuiller droite au trou ovale droit. L'instrument est fermé, et je procède à l'extraction.

Après quelques tentatives, la tête ne s'engage point ; elle demeure toujours au-dessus du détroit supérieur. Alors, pour faire des tractions plus perpendiculairement, je fais exhausser le siége. Les tentatives sont renouvelées, et la force déployée est plus considérable. Peu à peu la tête descend, et l'extraction a lieu. Le fœtus est mort depuis plusieurs jours ; l'épiderme s'enlève aisément.

D'abord tout se passe très-naturellement quant aux couches. Mais, vers le douzième jour, la femme est prise d'une *phlegmasia alba dolens*, à la suite d'une impression d'air reçue au moment où elle est levée. Ne l'ayant point vue dans cette maladie, j'apprends plus tard que, le trente cinquième jour, elle a succombé.

OBSERVATION 43e. — *Primipare, 20 ans, rachitique, bassin rétréci, position occipito-supra-cotyloïdienne gauche. Application oblique par rapport à la tête.*

Le 22 Mai 1847, M. le docteur A....., de C......, me fait demander, à 2 heures du matin, pour une jeune femme chez laquelle l'étroitesse des détroits lui fait craindre que l'opération césarienne ne soit indiquée.

La femme est rachitique, le bassin me paraît tout entier dans les plus petites proportions. Aucun diamètre n'est plus rétréci que les autres. La rupture de la poche date de cinquante heures.

La tête est située obliquement au-dessus du détroit

supérieur, l'occiput en avant et à gauche. L'orifice a atteint son plus haut degré de dilatation, mais c'est en vain que l'utérus se contracte. L'angle sacro-vertébral rapproché, d'après l'appréciation de ma main, de 75 millimètres (2 pouces 3/4) de la symphyse pubienne, oppose un obstacle invincible. Dans le courant de la nuit, mon confrère a tenté infructueusement, à maintes reprises, d'appliquer le forceps ordinaire.

Le fœtus est jugé privé de vie.

Espérant que le forceps assemblé aura plus de succès, je tente son application malgré l'étroitesse du bassin.

Après avoir eu le soin de disposer l'instrument pour l'évolution la moins étendue, je soulève avec la main gauche la tête vis-à-vis l'angle sacro-vertébral. Les cuillers, déployées en partie dans l'excavation, évitent cet angle et saisissent la tête diagonalement. Les efforts de traction lui font franchir le détroit supérieur et l'amènent dans l'excavation. Mais, à ce moment, la tête ayant été aplatie par la compression selon le diamètre fronto-occipital, le forceps lâche prise. Le crâne se vide.

Je réapplique le forceps au centre de l'excavation pelvienne. La tête n'offre pas une prise solide. J'ai recours au crochet mousse. La tête descend un peu, mais le crochet lâche prise au moment où elle va franchir le détroit inférieur. M. A....... termine l'extraction en la saisissant avec le crochet, seulement par le cuir chevelu. Elle franchit sans difficulté le détroit inférieur.

La femme se rétablit sans accident.

Observation 44e.—*Angustie pelvienne; application supra-pelvienne ; inutilité du forceps ; mort du fœtus avant l'accouchement. Couches normales.*

Je me proposais de provoquer l'accouchement prématuré chez une femme ayant une angustie pelvienne. Lorsque cette femme, que je n'avais point vue encore depuis qu'elle était enceinte, se présente à moi, je trouve que la grossesse touche à la fin du neuvième mois. Il y a eu erreur de deux mois dans ses calculs. Deux jours après, le travail se déclare. Il parcourt ses périodes sans que les mouvements du fœtus soient perçus. A minuit, Mme R...., sage-femme, me fait demander. La dilatation est complète, mais la tête est retenue au-dessus du détroit supérieur. Le diamètre sacro-pubien n'a que 85 à 95 millimètres. Après une heure d'attente, durant laquelle les douleurs sont assez énergiques, j'applique le forceps. Malgré la hauteur à laquelle il faut arriver, l'instrument est placé en un instant, puis les tractions sont opérées. J'ai affaire à une tête volumineuse. Après des efforts d'abord ménagés, puis portés plus loin, je sens la tête exécuter un mouvement de bascule et s'échapper par l'occiput.

Dans la seconde introduction de l'instrument, je constate l'absence de tout battement du cordon ombilical. Malgré toutes les précautions, le forceps lâche prise une seconde fois. La tête, fortement retenue par le bassin, se fléchit et se retire.

Je recours alors à la version podalique. Avec beaucoup de peine j'amène le torse, puis la tête qui, au diamètre bi-temporal, mesure 84 millimètres (3 pouces).

La femme a les couches les plus normales (2 Avril 1852).

Art. III. — Rétrécissement latéral du bassin.

§ Ier. — *Position occipito-supra-pubienne.*

FIG. 35.

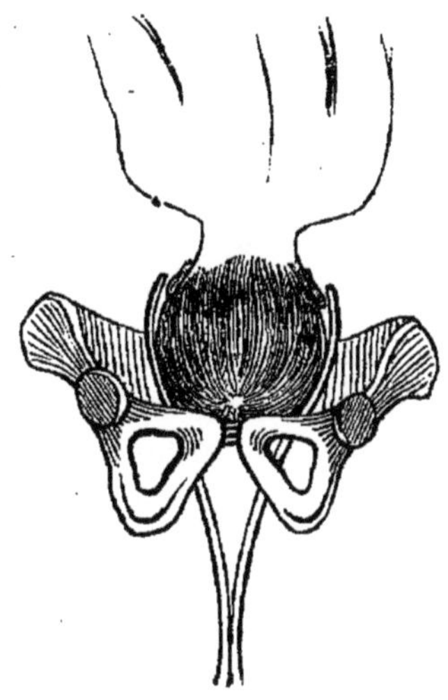

A. L'occiput ou le front repose derrière le pubis par suite de l'allongement du diamètre sacro-pubien, aux dépens des diamètres oblique et transverse.

A. Après avoir pris les mesures de la tête et du bassin, et avoir jugé de l'opportunité de l'application du forceps et de sa possibilité, on doit appliquer l'instrument sur les côtés de la tête et sur les côtés du bassin.

Le forceps assemblé doit être appliqué ici selon le mode employé alors que le bassin n'est pas vicié. Il faut seulement se souvenir que, plus il sera introduit profondément, plus l'évolution sera facile.

Le rétrécissement peut être poussé assez loin pour que l'application des *branches séparées* soit préférable. Je n'ai point encore trouvé, dans ma pratique, de cas analogue qui éclaire la question. L'expérience m'a seulement appris que, dans les cas de rétrécissement du bassin, alors que la tête est encore mobile et très-élevée, le placement de la seconde branche disjointe et la saisie de la tête sont d'une difficulté telle qu'il faut souvent renoncer au forceps. J'espère que les rapports constants conservés par les deux branches entre elles, et le secours apporté par la main placée à l'intérieur, tandis qu'à l'extérieur la main d'un aide assujettit la tête, rendront la saisie de celle-ci possible.

Si le rapprochement des parties latérales du bassin est poussé assez loin pour que la tête ne puisse franchir le détroit en même temps que le forceps, on pourrait peut-être insinuer une branche à droite un peu en avant, et l'autre à gauche un peu en arrière. C'est dans ces cas surtout que se fait sentir l'avantage d'un forceps à cuillers étroites qui s'insinuent dans un petit espace.

Si on avait pu appliquer le forceps assemblé, on pourrait peut-être, en soulevant la tête, la saisir un peu diagonalement en imprimant à l'instrument un mouvement de pivotement de droite à gauche ou de gauche à droite, pendant que la tête serait tenue immobile par la pression extérieure.

B. PRÉSENTATIONS DU CRANE, LE TORSE DEHORS.

1.

A. Après la sortie du tronc, à la suite d'une présentation pelvienne ou de la version, la tête est retenue dans l'excavation pelvienne.

L'obstacle consiste :

Ou dans l'extension de la tête, ou dans la résistance du col utérin, ou dans celle du périnée.

L'emploi de la main a été insuffisant pour amener la tête.

A. Le forceps peut être d'un grand secours dans tous ces cas.

Son application a lieu alors dans l'excavation pelvienne sans trop de peine.

Elle doit toujours s'opérer à la partie antérieure du produit, quelle que soit sa position.

2.

B. Des rapports trop exacts entre la tête et le bassin rendent la descente de la tête impossible sous la seule action de la main.

Des tractions trop énergiques ont fait engager dans l'extension la tête qui se trouve pressée entre deux points opposés.

B. Plus la tête est élevée, plus les difficultés de la saisir seront grandes. La présence du tronc à la vulve rétrécit tellement le passage que les cuillers même séparées s'introduisent difficilement.

L'opérateur jugera donc de l'opportunité qu'il y a à désassembler.

CHAPITRE PREMIER.

APPLICATIONS INTRA-PELVIENNES.

ART. 1er. — OCCIPUT EN AVANT.

§ Ier. — *Position occipito-intra-antérieure.*

FIG. 36.

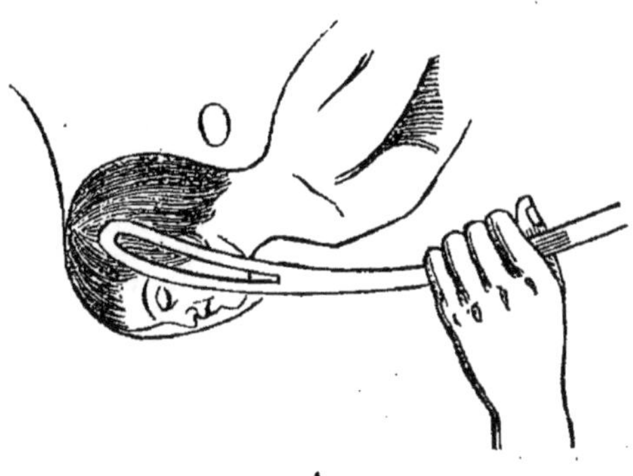

1.

A. L'occiput correspond au centre du pubis ou aux parties voisines.

La tête est fléchie.

A. L'application du forceps a lieu sur les côtés de la tête et sur les parties latérales du bassin, tandis que le tronc et les bras sont fortement relevés vers l'abdomen de la mère par un aide.

2.

B. La tête n'est point assez fléchie.

B. Le défaut de flexion de la tête étant cause que l'instrument ne la saisit que de l'angle de la mâchoire et même plus en arrière au milieu du vertex, on peut rencontrer de grandes difficultés à extraire. Avant tout il convient de relever la tête et de chercher à la fléchir en repoussant l'occiput.

On opère le dégagement de la tête par un mouvement de flexion, en tirant sur le manche en même temps qu'on le relève vers le pubis, *afin que le menton sorte le premier.*

A mesure que la face franchit la vulve, il faut veiller à la conservation du périnée.

ART. II. — OCCIPUT EN ARRIÈRE.

§ Ier. — *Position occipito-intra-sacrée.*

a. Menton infléchi.

FIG. 37.

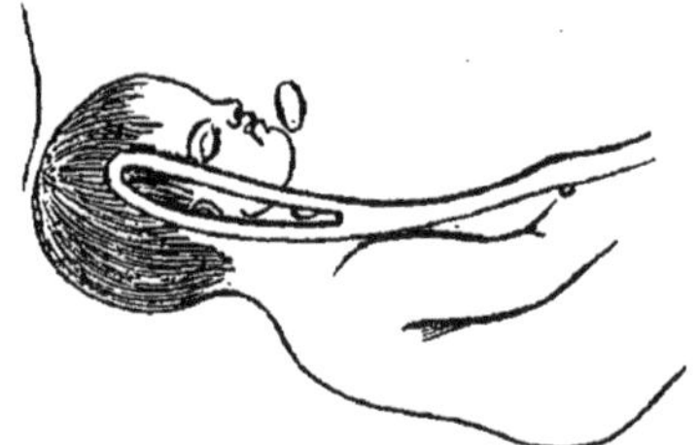

A. L'occiput est dirigé en arrière après la sortie du tronc, et la main n'a pu retourner la tête pour faire correspondre la face au sacrum, ni dégager le menton derrière l'arcade du pubis.

A. Le forceps assemblé ne peut point être appliqué dans ce cas, et c'est le seul où il soit exclu par la théorie. Il ne peut être introduit qu'au-dessous du corps de l'enfant, et ici les branches doivent être appliquées, le tronc étant porté en arrière.

Les branches *séparées* seront donc introduites, celle qui doit être placée à droite sur la main droite, et *vice-versâ.*

Point d'observation. — Dans tous les cas, j'ai ramené la face en bas.

b. Même position. Menton fléchi.

FIG. 38.

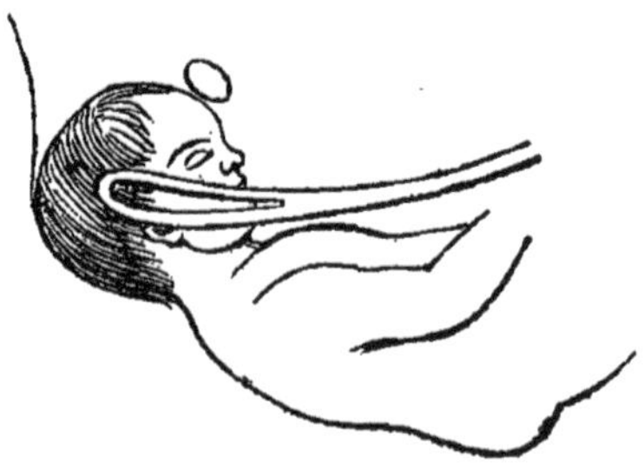

1.

A. Le menton est fléchi sur la poitrine.

A. Le forceps étant appliqué *à l'état disjoint*, le dégagement doit être opéré à l'aide de tractions faites pendant qu'on tient le manche de l'instrument le plus bas possible, dans la vue que le menton, la face et le front s'engagent sous l'arcade du pubis.

2.

A la suite des tractions, la tête s'est renversée en arrière.

Le dégagement en arrière, par un mouvement d'extension très-prononcée, peut avoir lieu si la tête est petite et le bassin spacieux.

La tête ayant été entraînée dans le fond de l'excavation, on relève le manche du forceps vers l'abdomen pour faire rouler l'occiput de la partie inférieure du sacrum au-devant de la commissure postérieure de la vulve, jusqu'à ce que la tête soit entièrement dégagée.

Je suppose que l'accoucheur a toujours tenté de ramener la face en bas à l'aide de la main. On peut y parvenir quelquefois au moyen du forceps droit.

Il me paraît rationnel, une fois que *le forceps droit* a été appliqué, de chercher à opérer une demi-rotation pour conduire l'occiput derrière le pubis, surtout si l'extraction paraît offrir quelque difficulté.

Le soin que j'ai toujours eu d'extraire le fœtus la face en bas, m'a fait éviter cette application de forceps.

ART. III. — POSITIONS OBLIQUES.

§ Ier. — *Position occipito-intra-cotyloïdienne gauche.*

FIG. 39.

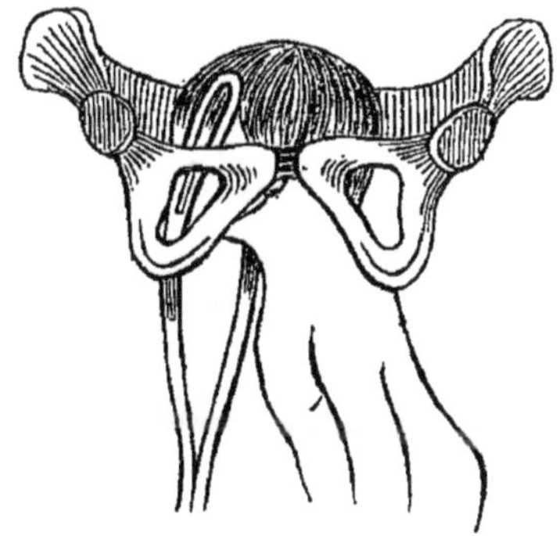

A. Les tentatives pour opérer la rotation de la tête à l'aide de la main ont été inutiles; la prise doit être diagonale par rapport

A. Faire relever le tronc vers l'aine du côté gauche, et placer les cuillers du forceps introduites sur la main *gauche*, l'une au-

au bassin, et oblique par rapport à la tête.

devant du ligament sacro-sciatique gauche, l'autre derrière la cavité cotyloïde droite. Les branches *séparées* peuvent être préférées ici.

Avant de commencer les tractions, ramener l'occiput en avant par un mouvement de gauche à droite par rapport au bassin.

Dans l'application des branches séparées, comme dans celle du forceps assemblé, veiller à ce que la cuiller ne rencontre ni l'angle de la mâchoire, ni les parties saillantes de la face.

§ 2. — *Position occipito-intra-cotyloïdienne droite.*

FIG. 40.

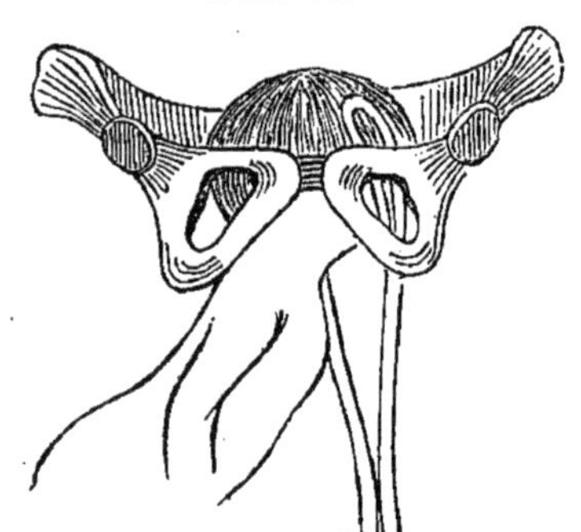

A. Les conditions étant les mêmes que dans le cas précédent :

A. Le tronc doit être relevé du côté de l'aine droite. Le forceps est introduit sur la main droite, et les branches répondent, la postérieure au-devant du ligament sacro-sciatique droit, et l'antérieure derrière la cavité cotyloïde gauche. *Préférer la séparation des branches.*

Agir ensuite comme dans la position précédente, mais de droite à gauche pour la rotation.

Point d'observation. — Toujours j'ai ramené la face en bas.

ART. 4. — POSITIONS TRANSVERSALES.

FIG. 41.

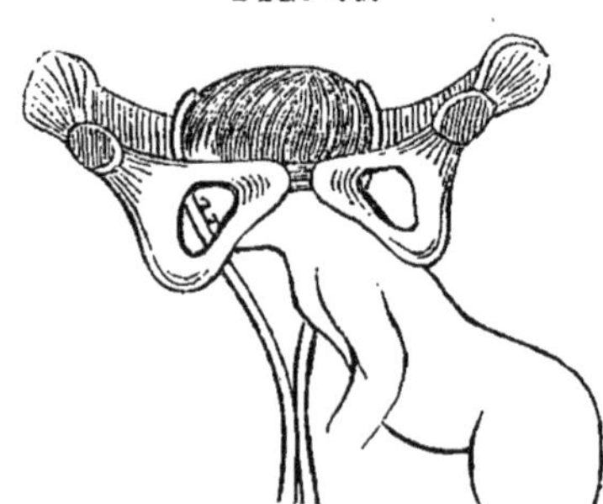

C'est pour compléter le tableau que je parle de l'application du forceps dans les positions transversales du crâne, le torse dehors. Il est bien rare qu'on ne parvienne point à ramener la face en arrière dans la concavité du sacrum à l'aide de la main. Si ces tentatives viennent à échouer, l'application du forceps ne diffère point de celle que j'ai décrite à l'occasion des positions obliques. La tête est saisie diagonalement (fig. ci-dessus); puis on cherche à conduire la face dans la concavité du sacrum.

Règle générale. — Le forceps doit être conduit sur la main qui répond à la face antérieure du produit, afin que la concavité des bords soit tournée du côté de l'occiput.

Jamais on ne doit chercher à placer une branche derrière la symphyse pubienne ; n'oublions pas que le déploiement du forceps assemblé doit avoir lieu sur les côtés du bassin, plus profondément que le point où l'instrument doit être placé, et que, par un mouvement de pivotement, la cuiller vient ensuite se placer obliquement.

Ces positions, très-inférieures, ne se prêtent pas aux avantages de l'état assemblé. Une pression un peu forte dans l'excavation peut rendre difficile l'évolution des cuillers et faire préférer l'introduction successive. Aussi dois-je déclarer que la disjonction est ici la règle, et *l'état assemblé l'exception.*

CHAPITRE II.

POSITIONS SUPRA-PELVIENNES DE LA TÊTE, LE TORSE DEHORS.

La tête peut, quoique le bassin et la tête soient dans des proportions normales, être arrêtée au détroit supérieur. C'est que, au lieu de descendre sous les efforts de l'utérus en présentant son diamètre occipito-frontal, elle s'est défléchie et mesure le bassin selon son diamètre occipito-mentonnier.

L'occiput se trouve alors ou en avant ou en arrière.

ARTICLE I. — OCCIPUT EN AVANT.

§ I. — *Position occipito-supra-antérieure.*

FIG. 42.

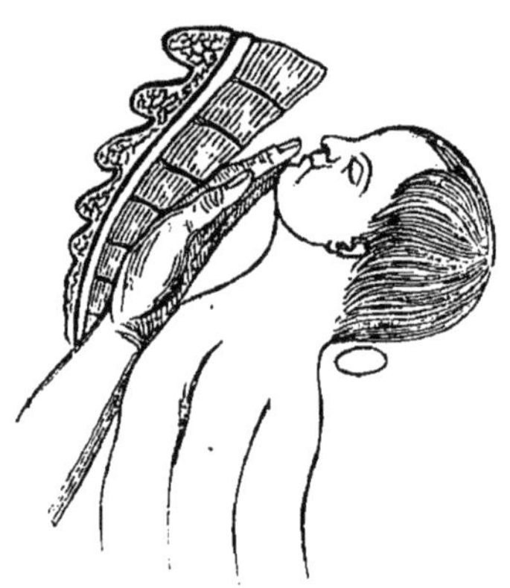

1.

A. L'occiput correspond au centre du pubis ou aux parties voisines.

A. L'indication consiste à substituer le diamètre occipito-frontal qui n'a que 11 centim. (4 pouces) à l'occipito-mentonnier qui en a 13 1/2 (5 pouces). Pour cela on introduit la main au-dessous du fœtus jusqu'à ce qu'on atteigne la face. Là un doigt, l'index ou le médius, accroche la bouche et engage le menton dans le détroit supérieur, en même temps que la main repousse à l'extérieur l'occiput à travers la paroi abdominale.

2.

B. L'utérus est inerte et des tractions ménagées ne parviennent pas à entraîner la tête;
Ou bien : le bassin a des proportions inférieures à celles de la tête.
Le fœtus est en vie.

B. L'accoucheur doit mettre ici toute son habileté à porter le forceps au-dessus du détroit supérieur pour saisir la tête et lui faire franchir le détroit, soit à l'aide de tractions méthodiques et ménagées, soit en changeant par un petit mouvement de pivotement les points de contact de la tête et de l'angle sacro-vertébral.

L'application des branches introduites séparément est d'une difficulté telle, que dans l'esprit des praticiens elle passe pour *impossible*. Le tronc du fœtus barre le passage ; la présence du bras de l'opérateur porte à l'extrême la distension des parties molles. Il est donc de la plus grande difficulté d'introduire le forceps assemblé, même après l'avoir décroisé. Cependant, si la vulve est très-dilatable et le fœtus peu volumineux, on pourra peut-être obtenir un bon résultat, d'un côté en faisant fortement relever le fœtus, de l'autre en déprimant le périnée à l'aide du bras. Si l'instrument a été introduit, on déploie lentement les deux branches et l'on retire la main à mesure que l'application va être achevée.

Dans cette manœuvre délicate, il faut veiller à ce que le cordon n'éprouve pas de compression fâcheuse, ainsi qu'à la conservation de la commissure postérieure de la vulve.

CLINIQUE DE LA POSITION OCCIPITO-SUPRA-ANTÉRIEURE, LE TORSE DEHORS.

OBSERVATION 45e. — *32 ans, multipare, quatre jours de travail, bassin vicié, présentation du pelvis, embryotomie, forceps assemblé. Suites heureuses pour la mère.*

Mme C... de L..., âgée de 32 ans, a déjà eu une couche fâcheuse. L'enfant vint mort-né. Au terme de sa seconde grossesse, le travail dure depuis deux jours, la poche des eaux est ouverte depuis douze heures, lorsque la sage-femme demande un médecin du lieu. M. M...., reconnaissant une présentation du pelvis et un rétrécissement du détroit inférieur, s'adjoint M. le docteur M. de C..... Ces Messieurs essaient de faire descendre une cuisse par le secours de la main. Ils tentent l'application d'un crochet mousse dans le pli de l'aine, et même celle du forceps, mais toutes les manœuvres échouent devant la difficulté d'introduire l'instrument entre le fœtus et le bassin.

Le quatrième jour, je suis adjoint à ces Messieurs ; comme eux je constate une étroitesse du détroit inférieur et une pression portée au plus haut degré. Les douleurs se font sentir de loin en loin, mais on voit que les forces de l'utérus sont épuisées. Le seigle ergoté a réveillé pour un instant la contractilité, puis les efforts ont disparu.

Les signes de la mort du fœtus étant constatés, et l'avis d'agir immédiatement étant adopté, je vide la vessie à l'aide de la sonde, après avoir eu le soin de repousser de quelques centimètres le pelvis qui presse le canal de l'urètre, et qui d'abord empêchait la sonde de pénétrer.

J'essaie de passer la main pour arriver jusque dans la concavité du bassin, mais tous mes efforts sont inutiles. L'utérus, dans une contraction fixe, oppose une vive résistance au mouvement d'ascension du fœtus. Ne pouvant arriver à quelque résultat que par l'embryotomie, j'applique un crochet mousse dans le pli de l'aine, mais la force *rétentive* soit de la part de l'utérus, soit par suite de l'angustie pelvienne, est tellement prononcée, que la désarticulation du premier membre pelvien a lieu. C'est le droit qui était tourné obliquement à gauche et en bas du bassin. Un peu de facilité est donnée pour agir sur la cuisse gauche. Mêmes manœuvres sur elle, et même résultat.

Alors la main s'insinue dans le bassin, cherche et vainement à abaisser les hanches. Le crochet est de nouveau appliqué sur le rachis auquel j'imprime un mouvement de torsion. Le corps descend sous les tractions opérées par un des confrères dont les forces viennent en aide aux miennes. Il reste encore la tête non séparée du tronc ; elle est retenue au détroit supérieur, occiput en avant.

Je demande le *forceps assemblé* ; dans un instant, je l'applique sur la tête, située un peu diagonalement, après avoir eu le soin d'opérer avec la main la dilatation du col. Le rétrécissement du détroit supérieur n'est point un obstacle considérable ; en peu de temps je le fais franchir à la tête. Celle-ci descendue dans l'excavation, j'espérais être au bout de ce travail fatigant, lorsque la tête, réduite par la pression du forceps, s'échappe. Je procède avec non moins de promptitude à une seconde application du forceps assemblé ; cependant la tête n'est plus dans les conditions où le forceps puisse agir efficacement ; il a rendu un service majeur en amenant la tête au détroit inférieur, mais le reste appartient au crochet. En effet, c'est en l'implantant dans un des orbites que nous opérons l'extraction de la tête.

Mme C....., remplie d'énergie, est remise dans son lit. Je m'assure de l'état du placenta. L'utérus le retient. Au bout d'une minute, un peu de relâchement arrivant, j'amène l'arrière-faix après avoir avec ménagement détruit quelques faibles adhérences qui le fixaient encore sur un point de la largeur de 3 ou 4 centimètres. Un peu après que l'utérus est revenu sur lui-même, une assez grande quantité de sang s'échappe par le vagin. Nous devons plutôt le considérer comme provenant d'une accumulation derrière le placenta. Néanmoins, pour plus grande sûreté, je fais la compression de l'aorte pendant un quart d'heure.

Quelques heures après, je quitte Mme C..... dans un état assez satisfaisant, eu égard à l'opération qu'elle venait de subir et à la longueur du travail.

Les suites sont heureuses ; il ne se présente aucun accident, et il ne se forme aucune fistule vésico-vaginale, ainsi que la compression forte et prolongée du pelvis sur le vagin contre les pubis pouvait le faire redouter. (22 Juin 1849.)

14

ART. II. — OCCIPUT EN ARRIÈRE.

§ I. — *Position occipito-supra-postérieure.*

FIG. 43.

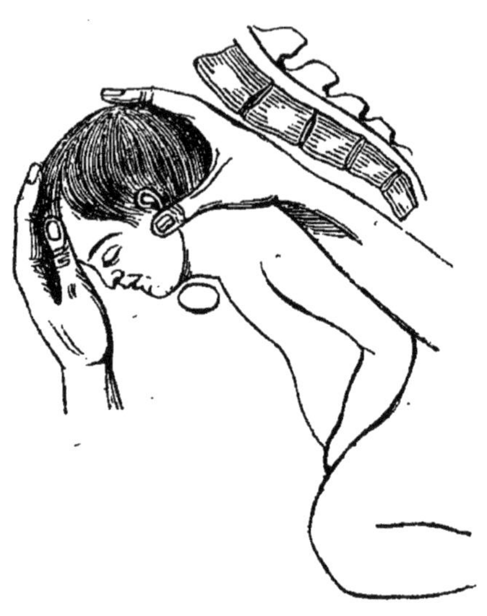

1.

A. L'occiput répond. à l'angle sacro-vertébral, et le menton à la symphyse pubienne.

A. Dans l'impossibilité où l'on est d'introduire la main entre la poitrine du fœtus et la symphyse du pubis pour aller abaisser la bouche, puis la face en avant, on est réduit à repousser l'occiput en l'embrassant avec la main droite introduite en arrière, pour faire fléchir la tête en avant.

Cette flexion préalable peut suffire à l'expulsion dans les cas où l'utérus se contracte ; mais :

2.

B. La matrice est tombée dans *l'inertie*, ou bien la tête est arrêtée par un rétrécissement peu prononcé.

B. Ici encore on peut tenter l'application du forceps ; mais, ainsi que nous l'avons vu tout à l'heure, *l'introduction des branches séparées est seule possible en principe.* Reste à juger si on pourra la réaliser.

Les deux branches ayant été placées et articulées, on peut tenter la conversion de la position occipito-postérieure en occipito-antérieure *pourvu que le forceps soit droit.*

3.

C. Le fœtus a cessé de vivre.

C. Les manœuvres, soit pour fléchir la tête en avant, en repoussant l'occiput, soit pour la faire pivoter, ne demandant plus d'être faites avec les mêmes ménagements, on peut, à l'aide de tractions et de la torsion, allonger assez le col pour que l'application soit plus facile.

4.

D. La présence du tronc est une cause de difficultés.

D. L'allongement du cou ne suffisant pas pour rendre facile l'introduction du forceps, il faut opérer la détroncation, soit à l'aide d'un bistouri ou de gros ciseaux, soit par une torsion prolongée. Les auteurs sont d'accord pour redouter la mobilité de la tête séparée du tronc, je n'ai pas les mêmes appréhensions depuis que je puis la saisir avec les deux branches réunies. Si le bassin est par trop vicié, il faut écraser ou diviser la tête à l'aide d'instruments appropriés.

C. TÊTE SÉPARÉE DU TRONC.

1.

A. Dans l'excavation, la tête séparée du tronc peut y séjourner par défaut d'énergie des contractions utérines,
Par engagement vicieux,
Et par rétraction spasmodique du col qui n'a point cédé aux moyens employés.
Le crochet mousse n'a point eu de succès.

A. L'application du forceps assemblé sur la tête séparée du tronc, est encore plus facile que lorsqu'elle tient au tronc.
Si la tête est mobile, elle sera maintenue par la main d'un aide placée sur la région pubienne, tandis que le forceps assemblé la saisira par son petit diamètre comme dans les applications directes intra-pelviennes.

2.

B. Au détroit supérieur, il existe un rétrécissement qui empêche la tête de suivre le tronc dans sa sortie, ou bien les rapports du contenant et du contenu sont trop exacts.

B. Quant à la saisie de la tête retenue au détroit supérieur, on doit l'opérer un peu obliquement, afin que dans l'extraction le diamètre bi-pariétal se trouve en rapport avec l'angle sacro-vertébral. Avant de faire des tractions, ne pas oublier de calculer si l'étroitesse comporte encore le forceps, ou s'il faut recourir au céphalotribe ou au céphalo-sciage.
Si l'on éprouve de la résistance, changer les rapports du forceps avec la tête et les rapports de la tête avec le bassin, afin qu'elle s'engage dans le sens le plus favorable.

3.

C. Des tractions ménagées ont été faites et n'ont amené aucun résultat.........

C. Recourir aux moyens qui réduisent le volume de la tête : céphalotripsie, céphalo-sciage, *morcellement*, etc.

CLINIQUE DE CETTE POSITION.

OBSERVATION 46ᵉ. — *Primipare ; 29 ans ; rétrécissement du bassin ; tête séparée du tronc ; position occipito-suprapubienne ; application oblique du forceps assemblé.*

Je venais de pratiquer la version podalique à double rotation chez une femme des Gondonnets (près Apt), primipare, et dont le bassin était rétréci d'arrière en avant. L'extraction du torse avait été fort difficile, lorsque la tête, la face en bas, refuse de s'engager dans le détroit supérieur. Toutes les manœuvres échouent ; c'est en vain que j'introduis deux doigts dans la bouche, puis un crochet dans l'orbite, l'enfant étant mort. Le détroit ne peut être franchi. Je fais des tractions à l'aide d'un mouchoir roulé autour du cou du fœtus, elles n'amènent rien ; enfin je les pousse assez loin pour opérer la décollation.

Aussitôt un des confrères qui m'ont précédé auprès de cette femme s'apprête à appliquer le forceps ordinaire sur la tête restée dans l'utérus ; mais ses tentatives ne parviennent point à placer la seconde branche, bien que la première soit tenue solidement par un aide, et que la tête soit immobilisée par la pression extérieure.

Après m'être reposé quelques moments, j'ai recours au forceps assemblé.

Une première application a lieu en un instant ; mais, à mon insu, un des confrères ayant d'avance fixé un des crochets sur le régulateur (1), l'instrument n'a pu décrire une évolution assez étendue, et, par suite, la tête, quoique saisie, n'a pu l'être solidement. Je ne tente aucune trac-

____

(1) A cette époque je n'avais pas encore adapté la charnière postérieure au forceps assemblé.

tion ; mais, après avoir mobilisé le crochet, je retire le forceps. De nouveau je l'applique sur les côtés du bassin en conduisant les cuillers sous la tête à l'aide de la main gauche, tandis que les mains d'un confrère exercent sur la paroi abdominale une pression ménagée pour que la tête ne se dérange point. Dès qu'elle est saisie, je la comprime autant que possible entre les branches pour que l'élasticité de celles-ci ne leur permette pas de lâcher prise ; puis je tire dans le sens de l'axe du détroit supérieur. La résistance est fort grande, mais la prise est solide ; je varie le sens des tractions, et tourne légèrement le forceps sur lui-même, comme pour lui faire décrire un mouvement à spirale, afin que la tête s'engage un peu diagonalement et que son plus petit diamètre réponde à l'angle sacro-vertébral. Cette manœuvre commence de réussir ; encore quelques efforts, et je vois paraître la base du crâne au centre du forceps. Sûr du succès, car j'ai franchi le détroit supérieur, je donne à la femme le temps de se réconforter par du bouillon. Enfin, sous quelques nouvelles tractions, la mâchoire inférieure ayant paru à la vulve, j'ouvre le forceps et le retire ; puis, avec les doigts, j'achève d'extraire la tête.

Elle est de forme arrondie et oblongue ; diamètre occipito-mentonnier 19 centimètres 1/2 (7 pouces) ; diamètre transversal 8 centimètres 1/4 (3 pouces). Le placenta étant détaché, suit immédiatement la sortie de la tête. La femme, remise au lit, nous paraît dans des conditions aussi bonnes que peuvent le comporter les longues manœuvres auxquelles elle a été soumise, soit avant mon arrivée pour l'application du forceps ordinaire et pour la version, qui n'ont pu être réalisées alors, soit de ma part pour opérer la version podalique à double rotation du fœtus, et pour extraire, avec le forceps assemblé, la tête qui était restée, au-dessus du détroit supérieur, insaisissable par le forceps à branches disjointes.

Les suites de couches sont heureuses.

Section Seconde.

—

PRÉSENTATION DE LA FACE.

A. Bassin bien conformé.

§ 1er. — *Règles générales.*

Première règle. — Que le fœtus soit vivant ou qu'il soit mort, ne point appliquer le forceps sur le vertex et sur le menton ; dans le premier cas, à cause des désordres qui résulteraient sur le cou, et, dans le second, à cause du peu de solidité de cette prise.

Deuxième règle. — Si on le peut, faire correspondre le bord concave de l'instrument du côté du menton, et dans tous les cas, *sans exception,* dégager le menton le premier.

Troisième règle. — De préférence appliquer le forceps sur les côtés de la face. Néanmoins, dans les positions obliques, on peut saisir la tête en faisant porter une branche sur la joue et sur la base de la mâchoire, et l'autre sur la région temporo-occipitale du côté opposé.

Ici l'état disjoint est la règle et l'état assemblé l'exception.

A. APPLICATIONS INTRA-PELVIENNES.

CHAPITRE PREMIER.

DIRECTES.

ARTICLE Ier. — MENTON EN AVANT.

§ 1er. — *Position mento-intra-sous-pubienne.*

FIG. 44.   **FIG. 45.**

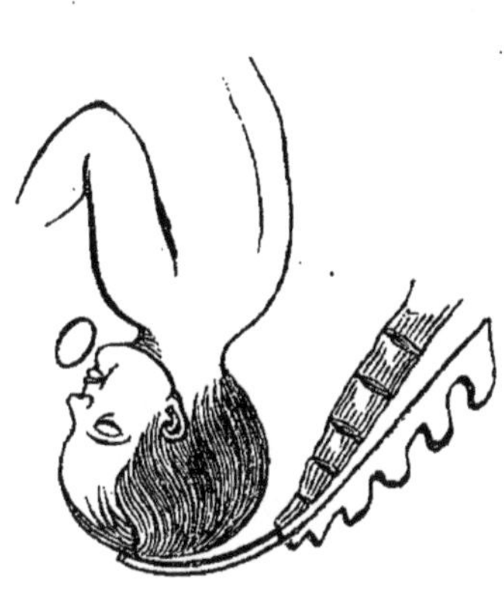

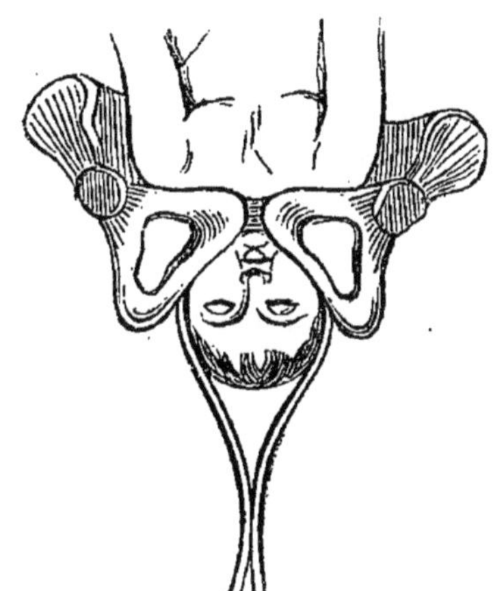

1.

A. La face antérieure du fœtus regarde en avant, le menton répond à l'arcade du pubis, et l'occiput à la concavité du sacrum.

Cette position est la plus fréquente, puisque, dans l'expulsion spontanée, le menton converge vers l'arcade du pubis quel que soit le point où il se soit trouvé primitivement.

La rotation est complète ou à peu près. Le menton n'a pu remonter derrière la symphyse pubienne ainsi qu'on l'opère quelquefois.

A. Appliquer le forceps assemblé *bi-latéralement* par rapport au bassin et à la tête. *Décroiser* les branches de bonne heure afin que les deux cuillers arrivent séparément sur la tête et ne forment qu'une grande cuiller.

Agir lentement pour ne pas tirailler la face.

Dans le premier temps de l'extraction, abaisser convenablement le manche pour faire *engager le menton* sous l'arcade pubienne.

2.

B. Le menton paraît sous l'arcade pubienne.

B. Relever peu à peu le manche, afin que le reste de la face se dégage successivement au-devant de la commissure postérieure de la vulve.

3.

C. On veut appliquer les branches successivement.

C. L'application est la même que dans les positions directes antéro-postérieures intra-pelviennes de l'occiput.

CLINIQUE DE LA POSITION MENTO-SOUS-PUBIENNE.

OBSERVATION 47e. — *Multipare ; 24 heures de travail ; bassin vicié d'avant en arrière ; position mento-iliaque gauche convertie en mento-pubienne ; forceps assemblé ; enfant mort ; suites heureuses.*

La femme R..., de B..., âgée de 32 ans, a eu déjà deux enfants qui sont venus au monde avec beaucoup de peine. Elle est assistée par deux sages-femmes qui, reconnaissant une présentation de la face, demandent que je sois appelé. Il est 9 heures du soir. Le travail s'est déclaré pendant la nuit; les eaux sont écoulées depuis douze heures. A l'auscultation, le fœtus ne donne aucun signe de vie.

Le toucher m'apprend que le menton repose vis-à-vis la fosse iliaque gauche, et qu'il existe un rétrécissement antéro-postérieur par l'effet de la proéminence de l'angle sacro-vertébral. La femme est épuisée, l'utérus n'offre plus que des vestiges de contraction. Dans une première manœuvre, je tente de réduire la tête et d'amener l'occiput en faisant remonter le menton; mais j'échoue dans mes tentatives. Prévoyant que l'accouchement ne pourra être terminé que par le forceps, après avoir fait placer la femme sur un plan incliné en arrière, je fais décrire à la tête un mouvement de rotation qui amène le menton derrière le pubis. Je remarque alors que la dépression du pariétal droit qui répondait à l'angle sacro-vertébral a disparu ; l'os s'est relevé.

. Après un instant de repos, j'applique le forceps. assemblé sans la moindre difficulté, et, au bout de quelques minutes, j'extrais un fœtus livide, ecchymosé, qui a cessé de vivre à la suite de son séjour prolongé dans l'excavation.

Après la sortie du placenta, explorant le canal vaginal pour m'assurer qu'il ne reste plus rien, je constate qu'il existe à la lèvre postérieure de l'utérus une petite perforation dans laquelle peut s'engager l'extrémité de l'index. La peau qui recouvre le pariétal droit offre un sillon de forme irrégulière. Ces deux lésions ont été causées par la pression forte et prolongée de l'angle sacro-vertébral dominé par une sorte d'aspérité saillante. Le diamètre antéro-postérieur de la tête est réduit à 84 millimètres (3 pouces).

M. le docteur F..., qui avait assisté à l'opération, m'apprend que les couches sont parfaitement heureuses et à l'état normal.

ART. II. — MENTON EN ARRIÈRE.

§ 1er. — *Position mento-intra-sacrée.*

FIG. 40.

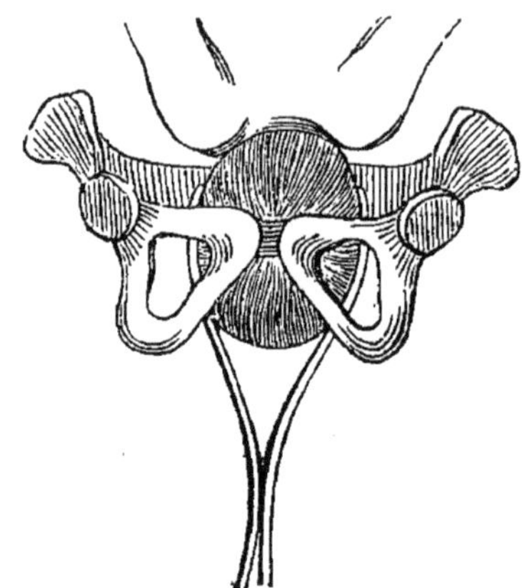

Il est à peu près impossible qu'un fœtus à terme, vivant et ayant les dimensions ordinaires, engagé dans un bassin dont les diamètres sont à l'état normal, descende jusqu'au fond de l'excavation du bassin, et se dégage *heureusement* le menton en arrière. On ne peut l'admettre qu'autant que la tête est petite et le bassin spacieux.

Supposons néanmoins que le menton repose dans le segment postérieur du bassin, sur la ligne médiane du sacrum, ou au-devant des ligaments sacro-sciatiques.

Supposons encore que le sommet n'ait pu, par un mouvement de flexion, prendre la place de la face, et que l'extension du col ait été poussée à ses dernières limites.

Enfin admettons que la version céphalique ou pelvienne n'ait pu être préférée.

FIG. 47.

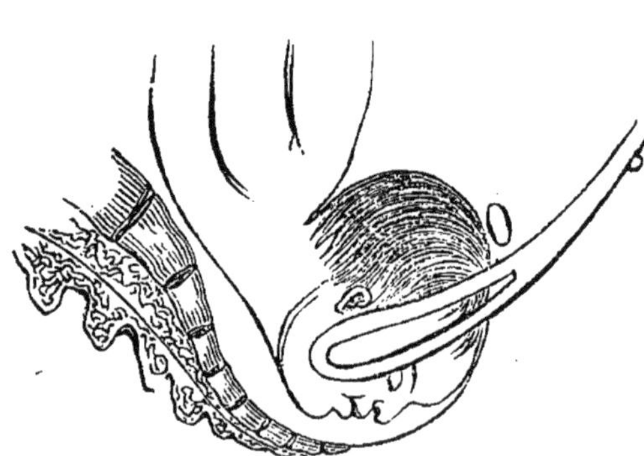

APPLICATION
DIRECTE.

Il est à peu près sans utilité et il n'est pas sans imprudence d'exercer des tractions directes sur la tête sans chercher à la faire pivoter.

Quel que soit l'abaissement du manche, quelle que soit la courbure du forceps (1), c'est en vain qu'on espère faire descendre le front ou le vertex par des trac-

---

(1) Plus le forceps est droit, plus il convient alors.

tions modérées. Dans ces efforts, le sternum vient s'arc-bouter sur l'angle sacro-vertébral, et le cou est fortement tiraillé.

Le *pivotement d'arrière en avant* est donc le moyen préalable à la faveur duquel l'extraction peut être possible.

Ce point de pratique, indiqué par Smellie, élucidé par M. Chailly, se trouve établi par les observations de MM. Champion, Chailly, P. Dubois, Danyau, etc.

L'expérience a prouvé que l'enfant pouvait venir vivant, bien qu'il eût subi une torsion du cou poussée jusqu'au quart de cercle.

Reste à déterminer le sens dans lequel le forceps doit être appliqué.

Que faire alors, dit M. Chailly ? Ou se servir, à l'exemple de Smellie, d'un forceps droit, ou bien supposer une mento-transversale au lieu d'une mento-postérieure. Dans ce cas, l'application serait diagonale par rapport à la tête et par rapport au bassin. Car, même dans l'excavation, il ne faut pas tenter de placer une branche devant le sacrum, et l'autre derrière la symphyse du pubis.

Mais je préfère le forceps droit appliqué dans le sens bis-iliaque, ainsi que l'a fait heureusement dans deux cas, M. le docteur Danyau. Je transcris ici les termes de la réponse que cet honorable et savant confrère a bien voulu faire à la demande que je lui avais adressée relativement au procédé suivi par lui.

. . . .

« Ce procédé consiste à placer les branches de telle façon que la concavité des bords, au lieu d'être dirigée vers le menton qui est plus ou moins en arrière, soit tournée vers le front et vers le sommet de la tête. Avec un forceps à très-douce courbure, la tête en présentation de la face (mento-iliaque droite ou gauche postérieure) peut être facilement saisie et solidement embrassée, sans que l'extrémité des cuillers fasse une saillie qui expose le vagin dans le mouvement de rotation qu'il faut exécuter pour ramener le menton en avant...... J'ai réussi une fois avec cet instrument, ce qui ne m'empêche pas de préférer , pour ce cas exceptionnel , un petit forceps droit dont je me suis servi dans un autre cas semblable , et également avec succès.

» Quand le menton est obliquement en arrière , ce procédé me paraît d'une exécution plus facile et plus, sûre que celui qui consiste à placer les cuillers de façon que la concavité des bords soit plus ou moins obliquement (car elle ne saurait l'être directement) tournée vers le menton. Je sais qu'au procédé que j'ai employé, comme à celui-ci, on peut objecter le danger, pour l'enfant, d'une rotation portée jusqu'à la torsion du col. Mais sans doute, dans quelques cas, cette torsion n'a pas lieu , soit parce que le mouvement de rotation peut, par exception, être porté impunément au-delà de la limite généralement indiquée , soit parce que le tronc , sous une influence quelconque, fait le mouvement de rotation imprimé à la tête.

» En tout cas, je crois ce procédé préférable à celui qui consiste à dégager le menton en arrière, ce qui ne paraît possible que dans certaines conditions très-exceptionnelles.

» Dans les deux cas que j'ai fait connaître, je me suis contenté d'opérer, avec le forceps, le mouvement de rotation après lequel il me fut permis de retirer l'instrument, et d'abandonner l'accouchement à la nature. Une seconde application , qui alors eût été tout-à-fait régulière, eût été facile; mais elle ne fut pas nécessaire. Je ne donne pas, au reste, ce procédé nouveau, qui d'ailleurs appartient plus à Champion, de Bar-le-Duc, qu'à moi-même , comme destiné à remplacer les autres ; mais il constitue une ressource de plus dans ces circonstances quelquefois si difficiles , et j'ai prouvé, par deux cas heureux, qu'il méritait de prendre place dans l'obstétrique opératoire. »

En faveur de l'*application diagonale*, M. Chailly rapporte un fait dans lequel il fut assisté par M. Vanier, du Havre.

Quel que soit le sens que l'on préfère, le forceps assemblé doit être introduit ou directement sur les côtés du bassin, ou obliquement d'après les préceptes donnés précédemment. Ma pratique ne m'a fourni qu'une fois l'occasion d'appliquer le forceps dans une présentation mento-iliaque postérieure droite. L'application fut oblique par rapport à la tête. (Voir l'observation nᵒ 49.)

Si l'état *assemblé* paraît moins convenir que la disjonction à cause de la pression de la tête dans l'excavation, il faut commencer par la branche qui doit se trouver placée en avant, comme offrant le plus de difficulté.

Quand la tête a exécuté une partie de sa rotation, il peut être indispensable de la reprendre une seconde fois avec le forceps.

On doit chercher à faire exécuter *la rotation* du menton du côté vers lequel il était dirigé avant son engagement, afin que le dos suive mieux ce mouvement.

Si cette circonstance antérieure de la direction primitive du menton est complètement inconnue, il faut se diriger par la fréquence relative des présentations.

Ainsi il est rationnel de tenter la rotation d'abord dans le sens *à droite*, pour amener le menton devant la symphyse sacro-iliaque, puis derrière la cavité cotyloïde droite, attendu qu'on peut espérer que le dos sera probablement en avant et à gauche.

Si la rotation éprouve trop de résistance dans le premier sens, on peut tenter de l'opérer *à gauche*.

CHAPITRE SECOND.

POSITIONS OBLIQUES.

ART. II. — POSTÉRIEURES OBLIQUES.

§ 1er. — *Position mento-iliaque postérieure droite.*

FIG. 48.

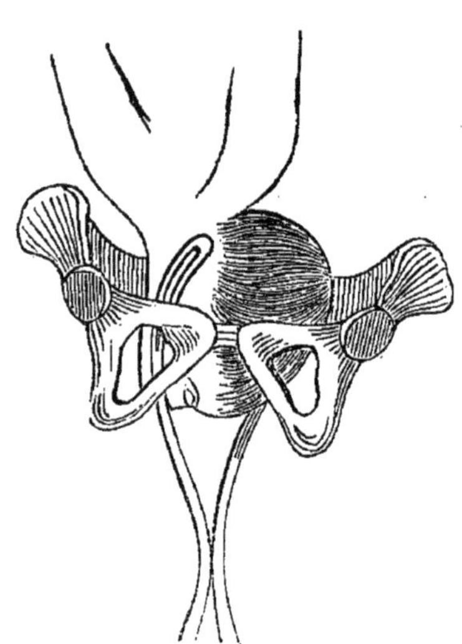

A. Le menton repose au-devant du ligament sacro-sciatique *droit.*

A. Conduire le forceps sur la main gauche , amener une branche à droite un peu en avant , et l'autre branche à gauche et un peu en arrière.

Opérer la rotation du menton d'arrière en avant, en portant les crochets de droite à gauche du bassin.

Dès que le menton repose dans le segment antérieur du bassin , livrer l'expulsion aux efforts de la nature s'ils se manifestent. Sinon , reprendre la tête par une application dans laquelle la concavité des bords réponde au menton , et amener celui-ci derrière la symphyse pubienne en achevant la rotation.

Pour peu que la pression soit forte , l'application des branches séparées est préférable.

§ 2. — *Position mento-iliaque postérieure gauche.*

FIG. 49.

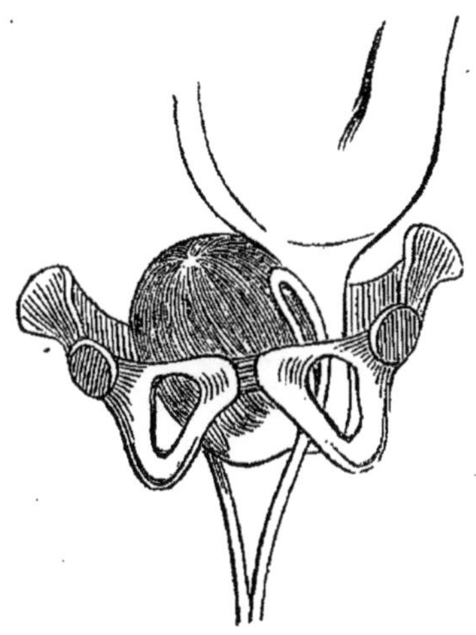

1.

A. Le menton repose au-devant du ligament sacro-sciatique *gauche.*

A. Introdure le forceps assemblé sur la main droite.

Opérer la rotation du menton de gauche à droite du bassin, réappliquer le forceps s'il y a lieu.

2.

B. Le fœtus est vivant........

B. Agir avec beaucoup de ménagement dans les tentatives pour amener en avant le plan antérieur du fœtus.

3.

C. La tête résiste; le menton n'obéit pas, le vertex ne se fléchit point...........................

C. Tenter de faire descendre le menton devant les ligaments sacro-sciatiques, et de dégager le menton sous le milieu de l'arcade ischio-pubienne. « Alors même que le tronc resterait immobile, cette rotation peut n'être pas funeste à l'enfant. » (Jacquemier.)

Art. III. — Antérieures obliques.

§ 1er. — *Position mento-cotyloïdienne gauche.*

FIG. 50.

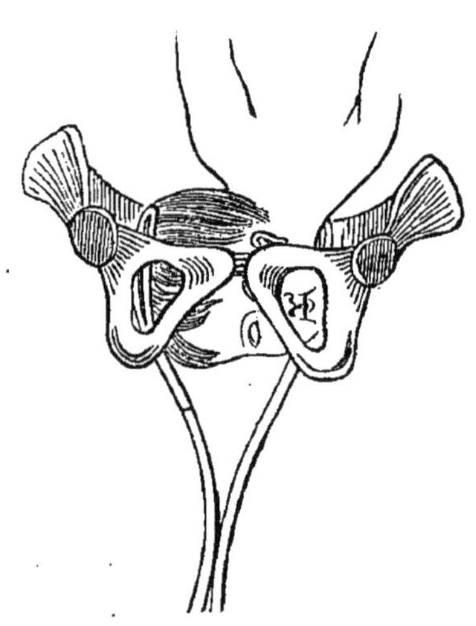

1.

A. Le menton repose derrière la cavité cotyloïde.	*A*. L'application du forceps doit avoir lieu obliquement de gauche à droite par rapport au bassin.

L'opérateur doit placer la main gauche conductrice sous le front pour faire déployer le forceps assemblé et amener le menton en avant.

Dans l'application des *branches séparées*, commencer par la branche postérieure, à moins que l'antérieure ne soit par trop difficile.

Il est bien rare qu'on n'amène pas avec la main le menton en position directe. Cependant j'en ai recueilli un exemple.

§ 2. — *Position mento-cotyloïdienne droite.*

FIG. 51.

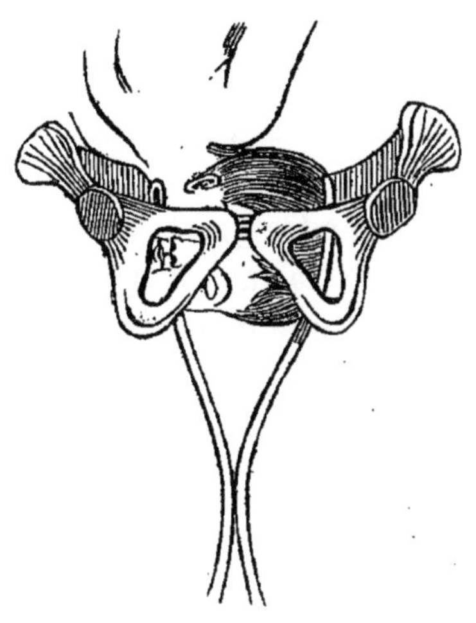

A. Le menton est à droite en avant.............................

A. Conduire le forceps assemblé sur la main droite.

Opérer la rotation en avant, de droite à gauche du bassin. Quant aux branches séparées, se conduire comme dans la position précédente.

Dans ces positions mento-antérieures obliques, la main parvient presque toujours à amener le menton sous le pubis; alors le forceps assemblé est d'une application facile. Si la tête était immobile, et si on ne pouvait la soulever, évidemment l'emploi des branches disjointes serait préférable.

CLINIQUE DE LA POSITION MENTO-INTRA-COTYLOÏDIENNE DROITE.

OBSERVATION 48e. — Le 29 Septembre 1853, Virginie, femme de Germain, primipare, fort bien constituée, souffre de petites douleurs depuis plusieurs jours. Le mal redouble à 4 heures du soir. A 7 heures, la poche des eaux crève spontanément. A minuit, je suis appelé, et j'apprends de la sage-femme ce qui précède. A travers

15

l'orifice ayant 3 centimètres de dilatation , je constate une présentation de la face. Le menton est à droite et en arrière. Je fais quelques tentatives pour fléchir la tête et abaisser l'occiput ; mais l'absence du liquide amniotique donnant lieu à une assez forte pression , la tête n'obéit qu'incomplètement à l'action directrice des doigts, puis reprend sa position dès qu'elle est abandonnée à elle-même.

Force m'est d'attendre que la dilatation soit suffisante. Je me résigne à voir la face s'engager la première dans l'excavation, plutôt que d'opérer la version si périlleuse pour le fœtus dans de semblables conditions.

A mesure que l'orifice se dilate, la face descend, le menton répondant à la symphyse sacro-iliaque. A 4 heures, la dilatation est complète, mais le travail semble ne pas opérer la progression de la tête.

A 6 heures, je trouve les choses dans le même état. La tête est pressée obliquement entre le pubis et l'angle sacro-vertébral, lequel présente une proéminence assez remarquable.

Les douleurs se succèdent toutes les trois minutes, mais elles ne changent rien. J'introduis alternativement les deux mains, soit pour repousser le coccyx, soit pour saisir la tête, et — en l'ébranlant — faciliter sa rotation en avant. Cette manœuvre aide à descendre dans l'excavation. Peu à peu le menton descend, se porte un peu plus en avant ; mais, arrivé dans la position mento-cotyloïdienne droite, rien ne peut le faire progresser sous les contractions énergiques qui se succèdent. Le gonflement des tissus du front est le seul résultat des efforts de l'utérus.

Après trois quarts d'heure d'attente, les forces de la

femme vont en diminuant. Craignant pour la vie du fœtus, j'applique le forceps à l'état assemblé.

Tenu de la main gauche, il est conduit sur la main droite placée obliquement vis-à-vis la symphyse sacro-iliaque gauche. A mesure que les cuillers décroisées s'avancent sur la tête, je les déploie un peu ; puis, lorsque je sens que l'instrument est arrivé assez avant, je retire la main droite, et m'en sers pour, conjointement avec la gauche, faire opérer à l'instrument son évolution complète.

Aux premières tractions, la face fait un mouvement de descente, et, l'instrument favorisant la rotation, le menton vient se placer directement sous le pubis.

L'extraction est dès lors assurée. Encore quelques minutes employées à dilater le pourtour vulvaire. Je retire le forceps, et la main achève d'aider à la sortie de la tête. Le cordon entoure le col de l'enfant qui naît asphyxié. L'écoulement du cordon, les frictions sur la région précordiale le rappellent à la vie.

Le placenta détaché spontanément est aussitôt amené, et la femme est mise au lit.

Tout se passe comme après l'accouchement naturel le plus heureux.

L'enfant offre une tuméfaction considérable du front surtout à droite. Les paupières sont énormes. La bouche est entr'ouverte par l'effet de la grosseur des lèvres. Le front présente un point plus foncé qui est empreint du doigt qui, cette nuit, a essayé de convertir la position.

CHAPITRE TROISIÈME.

POSITIONS TRANSVERSALES.

§ 1er. — *Position mento-iliaque gauche.*

FIG. 52.

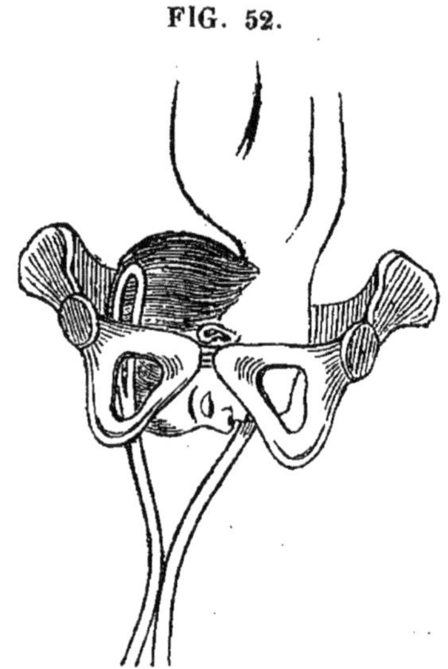

A. Le menton répondant à gau-
che au centre de l'os iliaque.

A. Introduire le forceps sur la main gauche et l'appliquer obliquement, branche gauche un peu en arrière et branche droite un peu en avant.

Mais il est à espérer que la main sera assez puissante pour convertir cette position latérale en position directe intra-pubienne. Pour atteindre ce résultat, il faut établir un plan incliné en arrière du corps de la femme, profiter du relâchement qui a lieu entre deux contractions, et faire coucher la femme sur le côté droit pendant que l'on opère.

Dès que la rotation artificielle a été exécutée, appliquer le forceps pour prévenir un nouveau déplacement du menton.

§ 2. — *Position mento-iliaque droite.*

FIG. 53.

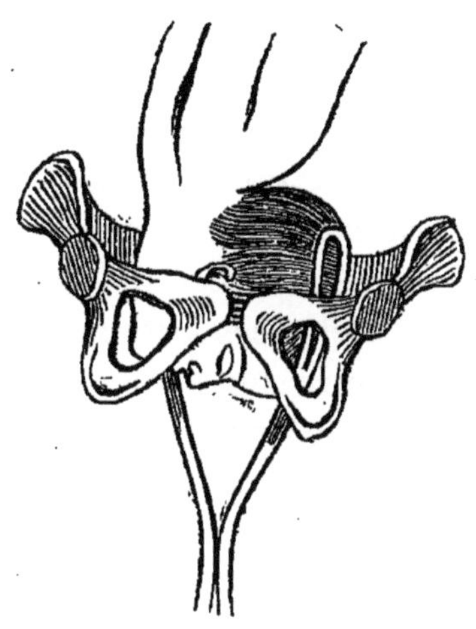

A. Le menton répondant à droite au centre de l'os iliaque.	*A.* Se servir de l'intérieur de la main droite pour soulever le front et pour conduire les cuillers.

Appliquer le forceps, branche *droite* un peu en arrière, branche gauche un peu en avant.

Il est évident que, dans ces positions, on ne doit point chercher à appliquer le forceps antéro-postérieurement par rapport au bassin à cause de l'angle sacro-vertébral, attendu qu'une branche porterait sur le cou de l'enfant.

L'application doit être diagonale à l'égard du bassin et de la tête, et le bord concave des cuillers toujours correspondre au menton qui doit être ramené en avant.

CLINIQUE DE LA POSITION MENTO-ILIAQUE DROITE.

OBSERVATION 49e. — *Multipare; position mento-intra-iliaque droite; application du forceps assemblé; impossibilité de déplacer la tête; version podalique; enfant mort; suites heureuses pour la mère.*

Mme E... M... a eu huit enfants dont trois se sont présentés vicieusement. Le 5 Mai 1849, au terme de la grossesse, le travail se déclare dans la soirée, mais il ne s'agit que de légères douleurs. A 3 heures du matin, je suis appelé et je trouve la poche des eaux crevée, l'orifice largement ouvert et la face du fœtus dans une position mento-iliaque droite.

Mon premier soin est de chercher à corriger cette présentation vicieuse en abaissant l'occiput; mais la tête est fortement pressée transversalement, je ne puis parvenir à lui faire exécuter un mouvement de bascule. La vie du fœtus me fait reculer devant la version qui offre tant de mauvaises chances lorsque l'utérus, privé d'eau, est vivement resserré sur le fœtus, comme dans l'état actuel : je livre donc l'expulsion aux forces utérines qui, dans bien des cas, suffisent pour porter le menton en avant et opérer la délivrance.

Pendant trois heures, l'utérus et les muscles abdominaux livrent à la tête les assauts les plus violents. Je soutiens les forces de Mme M..... avec des bouillons consommés ; mais les tentatives sont vaines, la tête n'a fait que s'engager un peu plus étroitement. N'espérant plus rien de la nature, puisque les douleurs vont en s'affaiblissant et en s'éloignant, je m'apprête à appliquer le forceps.

Après quelques instants de repos, j'opère ainsi qu'il suit : de la main droite je soulève le front, et sur elle je conduis les cuillers décroisées ; puis je les déploie de manière à saisir la tête obliquement, une branche un peu en arrière et l'autre un peu en avant. Cette manœuvre ne me coûte point de peine ; mais lorsque je viens à imprimer à la tête un mouvement de circumduction qui porte le menton en avant, je n'obtiens pas le plus petit déplacement. Je tente quelques tractions perpendiculaires;

même immobilité. J'essaie de soulever la tête sans rien gagner. Enfin, étant revenu à des tractions en bas, le forceps lâche prise.

Une seconde application n'a pas de résultat plus heureux : comme la première, je l'ai faite en un instant, en évitant le lieu de la plus grande pression du front. Force m'est alors de recourir à la version par les pieds. Ce n'est pas sans de graves difficultés que je l'exécute ; cependant, après une heure de labeur, j'amène un enfant d'un gros volume, qui a cessé de vivre au milieu de la manœuvre, et dont la tête, restée engagée dans le bassin, exige, pour être déplacée, l'emploi du crochet mousse.

Malgré sa grande fatigue, Mme M..... est assez heureuse pour se rétablir promptement. Elle se lève un instant dès le troisième jour.

J'ai omis de noter que, chez Mme M....., le sacrum présente une sorte d'aplatissement qui diminue l'excavation pelvienne d'arrière en avant. Dans plusieurs autres accouchements, ce vice du bassin a déjà rendu la délivrance très-pénible chez cette dame.

B. — *Applications supra-pelviennes du forceps dans les présentations de la face.*

Ce que nous avons à dire de ces applications ne diffère en rien de ce qui a été tracé pour les présentations dans l'excavation pelvienne.

On a lieu d'espérer que le redressement de la tête sera possible, alors que le travail n'aura pas fait engager la face trop profondément, et qu'on n'aura donc point d'application à faire pour les présentations de la face au-dessus du détroit supérieur. Avec Baudelocque, je pense qu'il faut tenter le redressement de la tête. Je persiste dans cette opinion, qui est celle de bien des accoucheurs de nos jours, entre autres de M. Cazeaux, même après avoir lu les articles de M. Chailly dans l'*Union médicale* (13 Novembre 1852.)

Cependant, quoique le menton se porte en avant par le progrès du travail, dans quelques cas la rotation peut demeurer incomplète, et le menton s'arrêter vis-à-vis l'une des symphyses sacro-iliaques.

Si la tête est *très-pressée*, les difficultés sont fort grandes.

1.

A. La tête n'est pas très-petite et le bassin n'est pas très-spacieux; des tentatives ont été faites pour opérer le redressement de la tête. La *version* offre de graves difficultés et un grand péril pour le fœtus à cause de la constriction utérine. Quelquefois aussi la version elle-même a été inutilement tentée ; cependant le fœtus est vivant.

A. La certitude que l'on a des rapports avantageux entre les proportions du bassin et celles de la tête peut légitimer la tentative que l'on pourrait faire de bonne heure de l'application du forceps, pour ramener en avant le menton et le plan antérieur du fœtus, à l'aide du pivotement, avant que la tête ne soit descendue dans l'excavation. On aurait alors bien moins de peine à opérer la rotation que lorsqu'elle est fortement engagée.

2.

B. L'utérus tombé dans le relâchement laisse la tête très-mobile.

On repousse le menton, on fléchit la tête et on fait descendre l'occiput; mais bientôt la tête reprend sa position par l'effet du défaut de pression utérine.

B. Avec la main à l'intérieur repousser la face, tandis que les mains d'un aide fournissent un point d'appui et empêchent l'occiput de remonter. Avoir le soin que le forceps soit assez long pour que la tête réponde bien au centre des cuillers.

Si la tête n'est pas bien fixée par des mains extérieures et refoulée contre la partie postérieure du bassin, le forceps ne peut pas la suivre pour la saisir au centre du détroit supérieur. Il faudrait par trop refouler le périnée.

CLINIQUE DE LA PRÉSENTATION MENTO-SUPRA-POSTÉRIEURE.

OBSERVATION 50e. — *Présentation de l'épaule gauche; version céphalique; face; deux applications infructueuses du forceps assemblé; version podalique* IN EXTREMIS.

M. P..., médecin à G..., m'écrit, le 3 Novembre 1851, de me rendre en toute hâte à G... pour l'aider dans un accouchement difficile. Il s'agit d'une présentation de l'épaule. Le premier coup d'œil m'apprend que la femme est *in extremis*.

Cette femme, âgée de 38 ans, mère de trois enfants, a été prise des douleurs le 2 dans la soirée. La sage-femme, reconnaissant une présentation du bras ou du pied, demande M. C..., officier de santé. M. C... fait quelques explorations; mais, à cause de son grand âge, il ne se livre pas à de longues manœuvres. M. P... lui est adjoint. M. P... trouve le bras gauche engagé. Les tentatives qu'il fait pendant une heure environ, soit pour repousser l'épaule et amener la tête, soit pour aller chercher les pieds, n'obtiennent aucun résultat.

Le cordon pend dans le vagin. D'abord on a perçu les battements, mais bientôt il s'est refroidi et a pu prouver à ces Messieurs que le fœtus avait cessé de vivre. Il est 2 heures du matin. Depuis ce moment jusqu'à mon arrivée (midi), les douleurs sont allées en diminuant. Le vomissement survient; le ventre est sensible, douloureux.

Je suis frappé de l'altération des traits de la face. Le pouls est misérable, fréquent, petit, irrégulier, très-dépressible; il donne environ 120 pulsations à la minute. L'utérus n'est le siége d'aucune contraction douloureuse.

J'exprime aux confrères et aux parents les plus vives

craintes sur l'issue de l'opération que je vais entreprendre.
Dans de pareilles conditions, c'est moins la difficulté de
l'opération qui est à craindre, que la débilité, voisine de
l'agonie, pouvant amener la mort très-promptement.
Après avoir fait ingérer quelques cuillerées d'une potion
tonique, une prise de bouillon, et fait apprêter des sina-
pismes, je commence la manœuvre.

Le bras gauche pend hors la vulve. Celle-ci, très-di-
latée, laisse apercevoir l'aisselle du fœtus. C'est une position occipito-iliaque gauche, dos en arrière.

C'est la main gauche qui doit opérer la version podalique. Mais vainement je cherche à introduire cette main
à gauche de l'excavation pelvienne. Le passage est exactement rempli par le corps du fœtus. Alors, avec la main
droite, j'agis sur l'épaule et sur le bras ramené dans la
flexion. D'abord j'éprouve de la résistance, je redouble
d'efforts en prenant mon point d'appui par le pied sur le
parquet qui offre des inégalités. Alors je sens l'épaule
céder à ma répulsion et le fœtus exécuter un mouvement
de gauche à droite dans sa totalité.

Je cherche la tête aussitôt, elle est au centre du bassin,
mais la face se présente.

S'il y avait quelque contraction, je livrerais le travail
à la nature, mais il ne faut pas compter sur elle.

Je demande le forceps assemblé.

Après avoir imprimé à la tête un mouvement de flexion
qui fait remonter le menton et abaisser l'occiput, j'applique le forceps assemblé en quelques secondes. Malheureusement la face a repris le milieu du détroit. Avant
de commencer les tractions, je vois que la prise n'est pas
solide. Aussitôt je répète l'application, espérant que la
face ne descendra plus du point où je l'ai réduite. Mais

le résultat est le même. Cette fois le forceps saisit à peine par le bout des cuillers la tête qui est remontée. Aussitôt je vais à la recherche d'un pied; dans un instant la version est opérée.

Je fais remettre la femme au lit dans la position horizontale avant de procéder à l'extraction. J'achève celle-ci lentement afin de ne pas amener un collapsus subit.

Le placenta, qui était détaché depuis long-temps, suit immédiatement.

La femme est soutenue par du bouillon et par la potion. La moutarde est promenée sur les membres inférieurs, à l'effet de favoriser la réaction.

Au bout de trois quarts d'heure, le pouls, qui est devenu à peine perceptible, ne s'est pas encore relevé; des linges chauds sont appliqués sur les membres. Je quitte la malade au bout d'une heure, la laissant aux soins de mes confrères, avec la crainte que les forces épuisées ne puissent se relever. Avant de partir, je m'assure que la perte n'empêche pas la réaction d'avoir lieu.

La femme succombe dans la journée.

Réflexions.— La mobilité de la tête m'a permis de corriger la position mento-supra-postérieure. Mais, aussitôt la main écartée, la face a repris sa position. Ici encore, comme dans l'observation n° 40, la gravité des circonstances, la brièveté qu'il fallait apporter à l'opération, m'ont fait perdre de vue le point d'appui qu'il fallait donner à la tête, soit pour la maintenir réduite, soit pour qu'elle ne pût fuir devant le forceps. Mais, au demeurant, quand le fœtus a cessé de vivre, si la version podalique est possible et si le bassin est bien conformé, c'est ce moyen de délivrance qu'il faut préférer.

J'ai reconnu aussi que le forceps que j'ai appliqué était un peu court.

Les deux applications sans résultat ont été faites en un instant, et ont à peine retardé la délivrance de quelques minutes.

L'ensemble de toutes mes manœuvres n'a pas eu plus d'un quart d'heure de durée.

J'insiste sur ce fait, afin que, dans des cas semblables, nous nous souvenions de fournir à la tête le point d'appui sans lequel l'application n'est pas possible.

C. Bassin rétréci.

Aux difficultés que j'ai énumérées à l'endroit des vices du bassin peuvent s'ajouter celles qui proviennent de la présentation de la face. Toutes les circonstances fâcheuses, la coarctation utérine, l'impossibilité d'opérer ou la version ou le redressement de la tête, peuvent coïncider avec une présentation mento-postérieure.

La conduite à tenir serait toute tracée si le fœtus avait cessé de vivre. Quelqu'un des procédés qui divisent la tête trouverait alors sa place; mais, dans l'intérêt du fœtus encore vivant, quel parti prendre?

Il est rationnel alors de tenter l'application du forceps et de ramener le menton en avant.

Les deux observations qui précèdent (nos 49 et 50) nous montrent le bassin rétréci, et c'est à cette circonstance peut-être que nous devons attribuer la déviation qui a constitué la présentation de la face.

Observation 55e. — Après la publication de mon Mémoire dans les *Annales Cliniques* de Montpellier, aujourd'hui jeudi, 27 Avril 1855, j'ai délivré, à l'aide du forceps assemblé, une femme de Bonnieux, primipare, chez laquelle le travail durait depuis trente-six heures. La proéminence de l'angle sacro-vertébral causait un rétrécissement du diamètre antéro-postérieur, et empêchait la tête d'exécuter son mouvement de rotation. Volumineuse, elle remplissait toute l'excavation pelvienne où elle était pressée dans tous les sens. La main l'a soulevée un peu, et j'ai pu, avec une prudente lenteur, faire mon application et l'extraction sans le plus petit accident. Seulement j'ai dû recourir à un déploiement considérable de forces pour faire descendre la tête. Heureusement la prise était solide dans le sens bi-pariétal. Elle était en position occipito-antérieure gauche.

Je fais donc figurer dans la statistique cette observation qui ne se trouve point dans les *Annales.*

J'ai opéré devant M. le docteur T..., de Bonnieux, qui avait administré du seigle ergoté, et devant une sage-femme.

Suites naturelles. L'enfant, du sexe féminin, m'a été présenté le 3e jour. Il n'existe pas de méat urinaire. A l'extérieur, cependant, au bout de 60 heures, le liquide qui distendait la vessie s'est fait jour au dehors. La communication avec l'extérieur n'a pas lieu par le vagin. Elle ne peut avoir lieu que par le rectum. (5 Mai 1855.)

CINQUIÈME PARTIE.

STATISTIQUE.

Les 55 observations que je viens de présenter sur l'emploi du forceps assemblé se rapportent à presque toutes les circonstances qui indiquent le forceps.

L'application a eu lieu :

Chez des primipares 31 fois. Chez des multipares 24 fois.

Quant à l'*âge*, les femmes se trouvent réparties dans les catégories suivantes :

De 15 à 20 ans... 1 fois.   De 30 à 40 ans... 20 fois.

De 20 à 30 ans... 23 »   De 40 à 50 ans... 11 »

Les rapports de l'âge avec le *primipariat* et le *multipariat* sont les suivants :

Sur 1 de 15 à 20. Primipare.   1 ; Multipare....   0

Sur 23 de 20 à 30. Primipares. 20 ; Multipares....   3

Sur 20 de 30 à 40. Primipares. 8 ; Multipares.... 12

Sur 11 de 40 à 50. Primipares. 2 ; Multipares....   9

La durée du travail a été terme moyen :

Chez les primip. de 15 à 30 ans de..... 43 heures.

Chez les primip. de 30 à 40   de..... 49 »

Chez les primip. de 40 à 50   de..... 66 »

Chez les primipares en général, sans égard pour l'âge, la durée moyenne a été de 45 heures : quant aux *multipares*, la durée moyenne du travail, sans égard pour l'âge, a été de 33 heures.

Les causes directes sur lesquelles s'est fondée l'indication du forceps sont les suivantes :

1º Torpeur primitive de l'utérus........ 1 fois.
2º Inertie consécutive de l'utérus....... 22 »
3º Résistance du plancher périnéal...... 6 »
4º Angustie pelvienne .... 8 »
5º Hémorrhagie utérine................ 3 »
6º Grossesse double................... 2 »
7º Hydrocéphale....................... 1 »
8º Présentation de l'épaule............. 4 »
9º Conformation vicieuse de la tête...... 1 »
10º Position vicieuse de la tête.......... 5 »
11º Contraction fixe de l'utérus.......... 2 »
                                       ————
                                        54 »

Les causes qui ont réclamé l'emploi du forceps sont :
  A. Chez les 30 primipares :
    La torpeur de l'utérus............... 1
    L'inertie de l'utérus 13
    La résistance du plancher périnéal.... 6
    La contraction fixe de l'utérus........ 2
    L'angustie pelvienne................ 5
    La position vicieuse de la tête........ 2
    L'hémorrhagie utérine 2
                                       ————
                                        29

  B. Les causes propres aux 24 multipares ont été :
    Inertie de l'utérus.................. 9
    Hémorrhagie utérine................ 1
    Grossesse double................... 2
    Hydrocéphale...................... 1
    Conformation vicieuse du crâne...... 1
    Présentation de l'épaule............. 4
    Position vicieuse de la tête.......... 4
    Angustie pelvienne................. 2
                                       ————
                                        24

De ce tableau comparatif des obstacles qui ont indiqué le forceps, il résulte que l'inertie de l'utérus et la résistance du plancher périnéal sont entrées pour plus de la moitié, eu égard au nombre total, et que, chez les primipares, ces causes réunies à la contraction fixe de l'utérus due à l'écoulement prématuré des eaux de l'amnios, ainsi qu'à la torpeur utérine, se sont présentées dans la presque totalité des cas. L'angustie pelvienne est la seule cause qui, après les précédentes, ait fait réclamer le forceps.

L'application a eu lieu :

Sur le crâne	50 fois.
Sur la face	5 »
L'occiput a été dirigé en avant	42 »
— — — en arrière	7 »
— — — transversalement..	2 »
— — — en avant et à gauche	26 »
— — — — et à droite.	17 »
— — — en arrière et à droite	6 »
— — — — et à gauche	1 »

Main conductrice.

Le forceps a été conduit :

Sur la main gauche	46 »
Sur la main droite	9 »

Le forceps a été appliqué :

Dans l'excavation pelvienne	40 »
Au détroit supérieur	15 »

Issue de l'accouchement.

L'issue de l'accouchement a été :

Heureuse	51 »

Funeste............................. 4   »

De ces 4 femmes :

La première a été enlevée par une lésion chronique des poumons, suivie d'épanchement cérébral.

La seconde a succombé à un état gangréneux provoqué par le séjour prolongé de la tête dans l'excavation pelvienne.

La troisième, atteinte de gastro-entérite chronique, a été prise d'une violente métro-péritonite, après la délivrance la plus simple et la plus facile.

La quatrième s'est éteinte à la suite de la délivrance opérée *in extremis*.

Dans le courant des couches, deux autres femmes ont été enlevées, l'une par la phlegmasie *alba dolens*, l'autre par la scarlatine gangréneuse.

Sur 55 fœtus :

Sont nés vivants... 36.   Sont nés morts... 19.

La mort intra-utérine des 19 fœtus a eu lieu par les causes et dans les conditions suivantes avant mon arrivée :

1. 24 heures dans l'excavation pelvienne après l'écoulement des eaux.

2. 20 heures dans l'excavation après la rupture des membranes.

3. 50 heures dans l'excavation après la rupture des membranes.

4. 40 heures dans l'excavation après la rupture des membranes.

5. 25 heures dans l'excavation après la rupture des membranes.

6. 15 heures dans l'excavation après la rupture de la poche des eaux.

7. 24 heures privé d'eau par l'effet de l'amniotomie prématurée.

8. 48 heures privé d'eau dans l'utérus contracté.

9. 50 heures privé d'eau dans l'utérus contracté.

10. Exsangue par suite d'une hémorrhagie utérine, 2 heures après la rupture.

11. 34 heures privé d'eau.

12. Le crâne déprimé par l'angle sacro-vertébral.

13. Exsangue à la suite d'une hémorrhagie utérine, 6 heures après la rupture de la poche.

14. 6 heures privé d'eau et ayant subi la version podalique.

15. 35 heures privé d'eau, fortement comprimé dans l'excavation.

16. 12 heures dans l'excavation, 40 heures privé d'eau, version.

17. 15 heures dans l'excavation, présentation de l'épaule.

18. Mort avant le commencement du travail.

19. Succombe dans la version.

Dans tous les cas, les signes de la vie ont été négatifs au moment où mon intervention a eu lieu en consultation, excepté dans deux cas où l'enfant a cessé de vivre pendant les manœuvres pour opérer la version.

Moment de mon intervention.

Sur 55 applications du forceps assemblé, j'en ai fait dans ma clientèle propre, après avoir assisté au travail dès le début...................................... 25

Appelé en consultation........................ 30

Parmi les 30 enfants n'appartenant pas à ma clientèle :

Sont nés morts............................ 17
Sont nés vivants........................... 16
Quant aux 25 appartenant à ma clientèle :
Sont nés vivants........................... 23
Sont nés morts............................. 2

Et nous l'avons vu, l'un a succombé pendant la version podalique pratiquée dans un utérus fortement contracté et dans un bassin rétréci. L'autre avait cessé de vivre avant le travail.

Cette énorme différence dans les résultats montre l'avantage qu'il y a, pour l'enfant, à ce qu'il ne séjourne point trop long-temps dans les voies de la génération, alors que l'utérus s'est rétracté par l'effet de l'écoulement des eaux. D'une part, le fœtus est demeuré, soit dans l'utérus, soit dans l'excavation, 24 heures, 50 heures après la rupture des membranes ; et, 17 fois sur 30 cas où je suis appelé en consultation, l'enfant a cessé de vivre ; tandis que, d'autre part, dans les cas où j'interviens directement pour appliquer le forceps dès que l'indication est évidente, tous les enfants conservent la vie.

La même observation a trait aux résultats des opérations sur les femmes : les trois qui ont succombé sont étrangères à ma clientèle. Chez l'une d'elles (Obs. 25e), l'issue funeste ne peut être attribuée qu'à la longue et inintelligente expectation à laquelle s'est livrée la matrone qui l'assistait.

Mauvaise prise du forceps. — Dans six cas, le forceps a lâché prise, trois fois par défaut de pression suffisante, et trois fois parce que la tête, ramollie à la suite de la mort du fœtus, ne résistait pas. Dans un cas, la pression extérieure destinée à fixer la tête ayant été négligée, j'ai dû, après que le forceps a eu manqué la saisie de la tête, recourir à la version, moyen qui était également indiqué, l'enfant étant mort, et la femme se trouvant dans un danger extrême par l'effet d'une hémorrhagie considérable.

Une fois, j'ai introduit le forceps sur la main gauche pour saisir directement la tête, tandis que, l'occiput se trouvant en arrière et à gauche, c'est la main droite qui aurait dû servir au déplacement de l'instrument : la tête s'étant trouvée du plus gros volume, il en est résulté quelques difficultés dans la saisie.

A part ces quelques fautes qui n'ont eu aucune conséquence fâcheuse, les règles tracées dans la partie dogmatique de mon mémoire ont été observées : *dans aucun cas, le principe de l'introduction simultanée des branches assemblées n'a donné lieu à la plus petite lésion, soit sur le fœtus, soit sur la mère.*

SIXIÈME PARTIE.

POLÉMIQUE.

EXAMEN COMPARÉ DES DEUX PRINCIPES.

Il est des choses, disait dans son rapport M. le Professeur Velpeau, *dont il faut dire : c'est bon, si c'est possible.*

Ces paroles, inspirées par une prudente réserve, si elles témoignaient des hautes difficultés attachées à la réalisation du principe de la jonction, disaient aussi l'importance du problème que je m'étais proposé de résoudre. La possibilité d'appliquer du même coup les deux branches du forceps repose aujourd'hui sur 55 observations, la plupart recueillies en présence de confrères et de sages-femmes.

Je l'ai dit, dans tous les cas sans exception, l'application n'a pas seulement été possible, elle a été d'une parfaite innocuité pour la mère et pour l'enfant. Elle n'a pas été seulement possible et sans inconvénient, mais elle a eu lieu avec plus de promptitude et de facilité.

Quels qu'aient été, dans l'excavation pelvienne, le degré de pression de la tête, le peu d'ampleur du bassin, l'étroitesse de la vulve, les cuillers ont accompli librement leur évolution.

Au détroit supérieur, le resserrement du diamètre sacro-pubien n'a pas même empêché les cuillers de se placer latéralement et obliquement dans le lieu le plus propice. *Au-dessus* du détroit supérieur, la tête, mobile et très-élevée, a été saisie avec autant de facilité que près de la vulve ; j'ai pu ainsi remplacer, dans plusieurs cas, la version par le forceps, et terminer des accouchements *où le forceps ordinaire avait été vainement employé.*

Je dis que l'application a été *prompte.* Une demi-minute, une minute ont presque toujours suffi, même dans les cas les plus épineux, alors que la tête était très-élevée.

Dans aucun cas, je n'ai été obligé d'invoquer le concours d'un aide.

L'usage exclusif que j'ai fait du forceps assemblé, depuis dix-huit ans, me fait considérer l'état assemblé comme la règle, et l'état disjoint comme l'exception. Cette opinion se fonde sur ma pratique et sur les considérations suivantes tirées de l'examen comparé des deux principes.

Dans l'*état assemblé*, l'introduction simultanée des deux branches abrége l'opération de moitié au moins, en même temps que le service d'une seule main diminue de moitié les souffrances de la femme. Puis, si dans la disjonction l'on calcule le temps qui s'écoule entre le placement de la première branche et celui de la seconde, le temps employé à établir leur parallélisme, le temps nécessaire à leur jonction, quelquefois à leur décroisement ; en supposant que tout réussisse au mieux, n'est-il pas vrai que l'application du forceps assemblé doit être plus prompte ? Mais nous n'avons point évalué les pertes de temps entraînées par le déplacement de la première branche, lorsque la tête est encore élevée et mobile. La pratique des accoucheurs les plus habiles est là pour nous dire les nombreuses réapplications nécessitées par le dérangement de cette première branche.

Dans le principe de la jonction, les deux branches, toujours dans des rapports exacts, ne peuvent s'abandonner. Si la tête est fixe, les cuillers conduites sous elle, soit dans l'excavation, soit au détroit supérieur, la saisissent sans que la main lui serve de point d'appui. Si elle tend à se déplacer, par un petit mouvement la main oppose une certaine résistance et surveille la prise.

Dans bien des cas, j'ai eu à apprécier cet autre avantage d'être dispensé de l'aide nécessairement intelligent qui doit, avant tout, être dressé à l'art si difficile de tenir la première branche du forceps disjoint, et qui, malgré ses continuels efforts, remplit ordinairement si mal l'intention de l'opérateur. En effet, j'admets que cet aide oppose de dehors en dedans, de bas en haut et d'avant en arrière, une résistance bien calculée à cette branche qui tend à se déplacer et à sortir, entraînée qu'elle est par son propre poids, repoussée qu'elle se trouve par les contractions utérines ; j'admets aussi qu'il maintienne par une forte supination de la main appliquée sur le crochet — armé, si l'on veut, de la tige de Delmas — la cuiller qui tend à se renverser et à passer sous la tête, attendu que la forme évasée du bassin appelle le bord concave de la cuiller et repousse le bord convexe ; qu'il tienne le manche fortement abaissé sur la commissure inférieure ; qu'il ne fasse aucun mouvement dans la crainte ou de repousser la tête du côté opposé, ou de retirer la branche qu'il tient ; enfin je suppose que cet aide obéisse de tous points, alors même pouvons-nous conduire au détroit supérieur la seconde branche, sans qu'il soit forcé de manquer à quelqu'une des injonctions complexes que nous lui avons faites ? Non, ce manquement a lieu, soit alors que l'opérateur cherche pour la seconde fois à engager la main, soit alors qu'il veut insinuer la seconde branche. Quelque dérangement dans le placement de la première branche est presque inévitable en ce moment : c'est que, coupant à angle aigu l'axe du détroit inférieur, elle barre le passage.

Si le manche répond au centre du vagin dans les applications bis-iliaques, la main trouve trop peu d'espace, soit en haut, soit en bas, et force l'aide ou à baisser ou à relever la branche.

Dans les applications obliques, le manche de la première branche répondant presque à la commissure postérieure, le périnée se trouve refoulé fortement si la main se fraie un passage au-dessus de cette branche ; ou bien la vulve perdant dans le sens longitudinal ce que la main lui fait gagner dans le sens transversal, la branche est repoussée en haut.

Il arrive nécessairement une de ces deux choses : ou la branche demeure immobile, et alors c'est aux dépens des parties molles que l'introduction de la seconde a lieu, ou bien elle subit quelque déplacement ; forcée qu'elle est d'abandonner le centre du détroit inférieur occupé par la main, la cuiller perd souvent ses rapports avec la tête, sans qu'on puisse le vérifier. Au-desus du détroit supérieur, l'opérateur ne pouvant faire ce raisonnement dont il s'aide dans les applications intra-pelviennes : que puisque la première branche résiste aux causes de déplacement, elle est convenablement appliquée, il articule, puis il procède à l'extraction ; mais il n'a saisi que du vide. La tête s'est échappée où verticalement ou horizontalement.

Les difficultés attachées à la séparation des branches ont dû faire préférer la version, malgré le chiffre énorme de la mortalité qui frappe les enfants amenés par ce moyen. C'est ainsi que l'emploi du forceps est devenu de plus en plus rare au-dessus du détroit supérieur, et même que le précepte de repousser la tête engagée dans l'excavation pelvienne a pu être donné par quelques accoucheurs du premier ordre.

Dans le forceps assemblé, d'une part les cuillers agissant de concert à la rencontre l'une de l'autre, en se prêtant un mutuel appui pour saisir la tête; d'autre part, la main servant de guide à l'instrument et de point d'appui à la tête, la version ne peut être, sans de graves motifs, préférée à l'extraction.

Les objections qui peuvent être faites au principe de la jonction, je les lui ai adressées le premier ; et d'abord la place que j'ai donnée sur mon forceps au principe de la disjonction prouve que je n'ai pas usé de proscription, mais d'alliance. Les deux principes se trouvent réunis sur le même instrument. Dans un instant on peut disjoindre les branches et s'en servir séparément. Il reste encore alors l'avantage d'avoir un forceps non croisé. La disjonction peut être opérée dans quelque situation qu'ait prise le forceps assemblé. Ainsi, si par l'effet de quelqu'un des motifs suivants : un obstacle imprévu, l'oubli des règles de l'application, on veut désassembler le forceps, je n'ai pas compté, pour l'extraire, sur la possibilité de faire revenir sur leurs pas les deux cuillers ; le retrait du verrou qui tient la charnière centrale, et en arrière la liberté donnée à un côté de la charnière, permettent de séparer les branches et de les retirer l'une après l'autre.

On pourrait craindre que le bourrelet du périnée, une pression un peu considérable de la tête à l'un des détroits ou dans l'excavation, la proéminence de l'angle sacro-vertébral, ne constituassent des obstacles au libre déploiement des cuillers. Leur double épaisseur résultant de leur superposition semblerait devoir gêner leur entrée. Enfin les parties saillantes de la face ne sont-elles pas exposées à être entraînées ou à arrêter le déploiement du forceps ? Ces craintes ne sont pas fondées. L'extensibilité de la vulve dans laquelle la main a pénétré rend très-admissible le forceps en totalité. Il s'insinue obliquement dans la gouttière formée par la face palmaire de la main.

Le bourrelet du périnée a préalablement été déprimé par les doigts.

Si les bosses frontales sont pressées entre les ischions dans les derniers temps de l'accouchement, on repousse la tête pour la dégager.

Dès que les cuillers arrivent au point de contact de la tête et du vagin, on les décroise, et on les insinue doucement. Elles n'ont plus alors qu'un huitième de cercle à parcourir pour atteindre le lieu de leur destination.

L'expérience m'a prouvé que l'angle sacro-vertébral était laissé entre les cuillers qui se fuient.

Si la tête est pressée sur le sacrum, il est ordinairement facile de la soulever dès que la contraction a cessé. Mais que fais-je si la pression a lieu contre les parois du bassin? D'abord je cherche à corriger la position vicieuse de la tête, soit en la fléchissant ou en la défléchissant, soit en la repoussant. Puis, en face des difficultés, je me demande : quel est le principe le mieux approprié à la circonstance? Je me souviens toujours que ma tâche ne consiste point à faire triompher la jonction à l'encontre de la séparation des branches, mais qu'il s'agit de vaincre les obstacles par les moyens les meilleurs et par la voie la plus courte. Puis je fais mon choix. On n'exigera pas sans doute que, parce que j'ai ajouté un principe nouveau à celui de l'application du forceps, ce principe exclue, dans tous les cas, le premier qui est en vigueur et le remplace avec avantage. Je n'ignore pas qu'il peut exister une pression assez forte pour qu'une seule branche ne puisse être placée. Comment prétendre alors au placement des deux à la fois?

L'objection tirée du prétendu danger d'entraîner les parties saillantes de la face est par trop insignifiante pour que je la combatte. Toutefois je conviens que, dans les positions occipito-postérieures, la face se trouvant en haut, le pavillon de l'oreille est relevé par les cuillers. Quel danger à cela? Je l'ai vu plusieurs fois.

Fera-t-on au forceps assemblé le reproche de nécessiter l'intromission de la main tout entière? Mais n'est-ce pas là une précaution recommandée par certains accoucheurs, entre autres par Martin, de Lyon, la seule à l'aide de laquelle on puisse mieux diriger le forceps et lui faire éviter l'insertion utéro-vaginale? En retournant le reproche, ne peut-on pas accuser le principe de la disjonction de ne point permettre à la main de s'introduire en entier pour surveiller le placement de la seconde branche ? Il est une dernière considération dont nous ne devons point atténuer l'importance : c'est de savoir si l'opérateur a le moyen de calculer le degré de résistance opposée par les parties molles au déploiement du forceps, de telle sorte que la force déployée par la main qui fait opérer la rotation des crochets ne dépasse jamais le degré de cette résistance.

C'est de savoir encore si l'étendue de l'évolution des cuillers ne dépassera pas celle du diamètre pelvien selon lequel elles sont appliquées.

Quant au degré de force à déployer, nous ferons remarquer que la main agit directement sur le crochet qu'elle fait tourner. Ce crochet est la suite de la cuiller. Celle-ci, en contact avec les organes qui résistent, transmet sans intermédiaire la sensation de l'obstacle. Quant à l'étendue de la courbe décrite par les cuillers, *l'opérateur la modifie à mesure qu'elle s'exécute.* On peut, dans tous les cas, rester bien au-dessous du diamètre du bassin.

Il est évident néanmoins qu'en agissant en aveugle contre les résistances qui peuvent se présenter, on pourrait, plus encore peut-être que dans l'introduction en deux temps, arriver à de fâcheux résultats. Dès la première page, j'ai dit à ce sujet ma pensée ; mais il ne peut s'agir alors que de l'oubli des règles les plus simples. J'ai trop lieu de compter sur la prudence et sur l'habileté de mes confrères pour ne point espérer que le bonheur qui a suivi mes applications ne couronne aussi les leurs. Toutefois, avant qu'ils ne se livrent, sur des indications douteuses, à l'emploi du nouveau principe, je les prie de se souvenir qu'avec le forceps assemblé ils ont aussi entre les mains un forceps à branches séparées, et que la préférence doit être donnée alors au principe en usage. Dans ces cas, sans assembler les branches, on peut les introduire simultanément, puis les placer, soit à l'aide de la même main, soit en les employant successivement toutes les deux. Le défaut de croisement des branches range alors mon forceps dans la classe des forceps disjoints non croisés à laquelle appartiennent celui de Lyon, et celui auquel Delpech, mon illustre maître en chirurgie, avait adapté une vis de pression. Seulement les moyens de jonction sont ici plus faciles, et l'arc de cercle postérieur sert de céphalomètre.

Lorsque la tête du fœtus *privé de vie* ne peut être extraite à travers un bassin rétréci sans qu'elle subisse une réduction de volume, le principe du forceps assemblé permet de conduire la scie à chaîne et de la faire agir de haut en bas, tandis que les cuillers rétrécies dans leur largeur protégent les organes maternels. Ce sera là le sujet d'un mémoire que je prépare sur l'embryotomie.

FIN.

TABLE DES MATIÈRES.

FIN DE LA TABLE DES MATIÈRES.